Martina Ouillon

NO MORE MAYBE

AB JETZT BIN ICH NICHTRAUCHER!

Zündende Ideen für Frauen

Martina Ouillon

NO MORE MAYBE

AB JETZT BIN ICH NICHTRAUCHER!

Zündende Ideen für Frauen

Shaker Media

Bibliografische Information der Deutschen Nationalbibliothek
Die Deutsche Nationalbibliothek verzeichnet diese Publikation in der Deutschen Nationalbibliografie; detaillierte bibliografische Daten sind im Internet über http://dnb.d-nb.de abrufbar.

Titelfoto: Claudia Nagel, www.fotolia.com

Printed in Germany.

ISBN 978-3-95631-110-9

Shaker Media GmbH / Postfach 101818 / 52018 Aachen
Telefon: 02407 / 95964-0 / Telefax: 02407 / 95964-9
Internet: www.shaker-media.de / E-Mail: Info@shaker-media.de

Stellen Sie sich vor, Sie hätten überhaupt kein Verlangen mehr nach Zigaretten. Was denken Sie – ist das zu schaffen? Natürlich!

Dieses Buch begleitet Sie in drei Schritten:

In **Teil 1** geht es um Sie und was Sie überhaupt zur Zigarette gebracht hat. Wenn Sie wissen, warum Sie rauchen, können Sie sich nämlich genauso gut wieder umentscheiden.

In **Teil 2** räumen wir mit den vielen Märchen rund ums Kippchen auf. Keine Sorge, Sie müssen sich nicht durch ermüdende wissenschaftliche Abhandlungen kämpfen und Alptraum erregende Krankheitsgeschichten über sich ergehen lassen. Das Wichtigste in Kürze, erhalten Sie komprimiert die neuesten Forschungsergebnisse aus Hirnforschung und Medizin. Sie erfahren, warum Raucher durch das Zigarettenwarnschild zum Rauchen animiert werden. Sie blicken der Sucht ins Machtzentrum und werden sehen, dass es tatsächlich einen Weg hinaus gibt. Wie viele Schachteln kaufen Sie üblicherweise? Ich glaube, ich liege nicht falsch, wenn ich sage, dieses Buch kostet so viel wie eine Wochenration Zigaretten. Kaufen Sie es statt Zigaretten. Oder kaufen Sie beides und rauchen während der Lektüre. In jedem Fall haben Sie gut investiert: Hier erfahren Sie, wie Sie – easy going - zur gelassenen Nichtraucherin und zum souveränen Nichtraucher werden.

In **Teil 3** gibt es 30 handfeste und praktische Tipps, damit Sie Ihre ersten rauchfreien Tage wunderbar meistern. Wie Sie dabei schlank und fit bleiben und vor allem: gut gelaunt.

Keine Angst, Sie werden weder zum Partyschreck, noch werden Sie dick oder aggressiv.

Vergessen Sie all diese Horrorgeschichten rund ums Aufhören.

Sie brauchen keine monatelangen Therapiesitzungen, Medikamente oder dauernd innere Diskussionen mit sich selbst zu führen. Sie brauchen keine Hypnose und auch keine Akupunktur. Sie allein haben es in der Hand. Sie allein entscheiden – und sind niemandem zur Rechenschaft schuldig.

Gönnen Sie sich die Freiheit, nicht mehr länger zu rauchen. Nutzen Sie die richtige Methode. Sie werden überrascht sein, wie gut sie ist.

Vorwort

„Sag mal, wie hast DU es eigentlich geschafft, mit dem Rauchen aufzuhören?“ Diese Frage stellte meine Freundin, die mit mir schon so manche Zigarette geraucht hatte. Ich berichtete ihr, wie einfach es sein kann, auch für eine lebenslustige und ziemlich genusssüchtige Frau - wie ich es bin. Eine, die irgendwie kein Ende findet, wenn es lustig ist … und dabei eine Zigarette nach der anderen rauchen kann. Lebe jeden Augenblick und Feste muss man feiern, wie sie kommen – wenn ich ein Motto hätte, wäre dies vermutlich meins. Ausgerechnet ich wurde einfach so zur Nichtraucherin. Ich erzählte meiner Freundin von dem Augenblick, als es „Klick“ gemacht hatte in meinem Kopf und ich beschloss, zur Nichtraucherin zu werden. Ich schilderte ihr, wie ich meine ganz persönliche Methode gefunden hatte und wie erstaunlich leicht und beschwingt ich ins rauchfreie Leben gehüpft bin. Wochen später traf ich sie wieder. Sie hatte mit dem Rauchen aufgehört. „Es funktioniert“, sagte sie und zwinkerte mir zu.

Einige Zeit später gab ich ein Creative Writing-Seminar. Die Leute, die zu mir in die Kurse kommen, wollen schreiben und eine gute Zeit haben. „Eine kleine Auszeit“ und „Geschichten schreiben“ sind die am häufigsten genannten Motive meiner Kursteilnehmer. Bei manchen ist es, als hätten sie nur auf einen Startschuss gewartet. Ich gebe ihnen eine Anregung und wie von Sinnen erfinden sie die wildesten Geschichten. Natürlich sind darunter auch Raucher. Als „höchst lästig“ empfinden sie es, wenn sie zwischendurch „mal eine rauchen gehen“ müssen, denn sie wollen ihren Schreibfluss nicht unterbrechen. An unserem letzten Kursabend habe ich sie in ihre eher unfreiwillige Pause begleitet, während die Nichtraucher unbeirrt weiter schrieben. Ich weiß nicht mehr so genau, warum ich überhaupt darüber gesprochen habe. Für mich hat Rauchen keine Präsenz mehr in meinem Leben, von daher wundert es mich noch heute, dass wir auf dieses Thema kamen. Vielleicht hat mir jemand eine Zigarette angeboten und ich habe dankend abgelehnt. Jedenfalls erzählte ich an diesem Abend, wie ich nach annähernd 30

Jahren zur Nichtraucherin geworden war und es bis heute geblieben bin.

Monate später erhielt ich eine Email von einer ehemaligen Kursteilnehmerin. Sie berichtete mir, dass sie eine Literaturagentin für ihr wunderbares Buchprojekt gefunden hatte. Mindestens genauso erfreulich war ihr Post Scriptum: „Sie sehen, ich habe mir Ihre Worte zu Herzen genommen. Übrigens haben Sie mich auch sonst inspiriert. Ich rauche nicht mehr. Seit wann? Keine Ahnung ;-) Ich bin Ihnen zutiefst dankbar für Ihre Tipps. Sie haben Recht: Es ist gar nicht schwer."

Es zogen einige Tage ins Land und erneut bekam ich einen Anstoß von außen. Diesmal von einer Kollegin. Sie kennt weder meine Freundin, noch meine Kursteilnehmer. Wir spazierten am Rhein entlang und unterhielten uns über Gott und die Welt. „Wie hast du es geschafft, mit dem Rauchen aufzuhören?" Ich gab mir Mühe, dies in wenigen Worten zu beschreiben. Sie nickte. Eine Weile liefen wir nebeneinander her und sahen den vorbeifahrenden Frachtschiffen nach.

Dann sagte sie: „Schreib doch ein Buch darüber. Ich würde es sofort kaufen." Meine Kollegin ist Chinesin. Sie liest viele Bücher in verschiedenen Sprachen. Dennoch konnte ich mir beim besten Willen nicht vorstellen, warum ein solcher Ratgeber interessant für sie sein sollte. Sie raucht ja nicht einmal. „Mein Mann ist Raucher", erklärte sie, als ich nachhakte. Vielleicht war es Zufall, vielleicht eine Verkettung glücklicher Umstände, aber in diesem Moment, als wir am Rhein entlang spazierten und ich ihr erzählte, wie ich mich freigemacht hatte von meiner Tabaksucht, da plötzlich hatte ich diese Eingebung. Und ich beschloss, sie in die Tat umzusetzen.

Et voilà, hier ist das Resultat.

NO MORE MAYBE

AB JETZT BIN ICH NICHTRAUCHER!

Zündende Ideen für Frauen

Nichtraucherin, knurren jetzt vielleicht einige meiner Leserinnen. Ja, Sie haben Recht, korrekterweise müsste ich den Titel ändern. Immerhin wende ich mich vorzugsweise an Raucherinnen. Aber schlaue Marketingstrategen und Suchmaschinen-Analyse-Programme haben mich eines Besseren belehrt. Während monatlich rund 7000 Menschen „Nichtraucher" als Suchbegriff ins Netz hacken, kommt die Nichtraucherin mit gerade mal 50 Suchanfragen im Monat ziemlich schlecht weg, finden Sie nicht auch? Bei aller Liebe ... ich will auch, dass mein Buch gefunden wird! Übrigens hatte ich es ursprünglich als Ratgeber für Männer und Frauen entwickelt. Aber dann, kurz bevor ich dem Verlag das „Go!" für den Druck erteilen sollte bei einer abschließenden Lektüre, wurde es mir auf einmal klar. Dies ist ein ziemlich persönliches Buch, ich schreibe es aus meiner

Perspektive und ich bin mir ziemlich sicher, dass ich eher Frauen als Männer ansprechen werde mit meiner Art, die Dinge anzugehen. Also habe ich mich entschlossen, meine Zielgruppe direkt anzusprechen. Natürlich können auch Männer mit diesem Buch zu Nichtrauchern werden, aber hey, dazu müssten sie es erst einmal lesen.

Wenn ich nicht durchgehend von der „Raucherin" oder den „Raucherinnen" oder „Nichtraucherinnen" spreche, dann sehen Sie es mir bitte nach. Ich empfinde es als eher zweitrangig, ob nun von Rauchern oder Raucherinnen die Rede ist. Wir sprechen hier von einer Sucht, die Milliarden Menschen fesselt und unfrei macht. Der Tabakindustrie ist es ziemlich egal, ob nun Männer, Frauen oder Kinder an den Folgen der Nikotinsucht erkranken oder sogar sterben. Glücklicherweise findet Nikotinsucht zum größten Teil im Kopf statt. Wenn wir also wissen, wo die Schaltzentrale für unser Verhalten ist, können wir diese auch ganz einfach umprogrammieren. Und genau das werden wir zusammen tun. Wenn Sie es wollen.

Haben Sie Lust auf Kopfkino?

Ihre nächsten 24 rauchfreien Stunden. So könnten sie aussehen.

Samstag. Sie schlafen aus. Sie wachen auf. Ihr erster tiefer Atemzug – wie ist er? Tut er ein bisschen weh? Müssen Sie husten? Oder ist alles gut bei Ihnen? Manchmal seufze ich tief und wohlig, wenn ich aufwache. Seit ich nicht mehr rauche, fühle ich mich dabei wohler. Früher fühlte sich der tiefe Atemzug so beengt an, irgendwie … nicht gut. Ich denke,

das hängt ab vom jeweiligen Zigarettenkonsum.

Wie auch immer, Sie atmen also tief durch, sind ganz zufrieden und stehen auf. Unter der Dusche probieren Sie das neue Aprikosenshampoo aus. Später, nach dem Frühstück, würden Sie vielleicht üblicherweise rauchen. Diesmal tun Sie das nicht. Wenn für Sie der Kaffee zur Zigarette gehört oder andersherum, dann überlegen Sie sich, ob Sie heute vielleicht mal einen Tee trinken, einen frisch gepressten Orangensaft oder ein Wasser.

Es gibt übrigens Lebensmittel, die passen nicht gut zu Zigaretten. Ist Ihnen das schon mal aufgefallen? Orangensaft und eine Kippe, passt das zusammen? Egal, Sie rauchen ja nicht mehr. Für den Anfang stellen Sie Ihre Gewohnheiten einfach mal auf den Kopf, das hilft ungemein. Vielleicht gehen Sie nach dem Frühstück eine Runde spazieren. Wie wäre das? Laufen Sie durch den Wald, atmen Sie die frische Luft. Oder, wenn Sie es weniger naturverbunden wollen, laufen Sie durch die City und machen einen Einkaufsbummel. Beschäftigen Sie sich! Mittags essen Sie etwas Leckeres. Nach dem Essen rauchen Sie nicht, wozu soll das gut sein? Sie trinken ein großes Glas Apfelschorle und freuen sich schon auf den Nachtisch. Am Abend treffen Sie ein paar Freunde, auch sie rauchen nicht. Schön, mal wieder zu quatschen. Sie müssen nicht nach einer Möglichkeit suchen, wo Sie rauchen können – das Problem, vor die Tür oder auf den Balkon zu müssen, haben Sie glücklicherweise nicht mehr.

Irgendwann, nach einem schönen, ausgefüllten Tag, fallen Sie in Ihr Bett. Ihr Haar riecht noch immer nach dem duftigen Shampoo von heute früh. Auch Ihre Klamotten riechen noch immer wie frisch gewaschen. Toll. Am nächsten Morgen wachen Sie auf. Sie fühlen sich frisch und ausgeruht. Anders als sonst.

So könnte es sein. Wenn Ihnen dieser Tag zu langweilig ist, zu wenig wild oder verrückt, stellen Sie ihn sich ein bisschen bunter, wilder, lustiger vor – so kann es nämlich sein, ohne Zigaretten. Glauben Sie mir, Sie werden Ihre Glimmstängel nicht vermissen. Sie werden glücklich, lebenslustig, fit und munter sein – und das ganz ohne Zigaretten.

Also, sind Sie bereit? Dann mal los!

Einleitung. Sie wollen aufhören? Dann tun Sie es!

Nichtraucherseminare und Bücher zum Thema gibt es wie Sand am Meer. Ach, das haben Sie alles schon hinter sich gelassen und rauchen immer noch? Der Schalter hat sich noch nicht umgelegt, es hat noch nicht Klick gemacht? Verantwortlich dafür ist das Suchtareal im menschlichen Gehirn. Es ist vielseitiger und kreativer als Sie denken.

Wenn Sie wirklich aufhören wollen mit dem Rauchen, dann gibt es nur eins: Tun Sie es! Es ist leichter als Sie glauben. Hier müsste ich das „glauben" eigentlich in Großbuchstaben setzen, denn dann würde es noch besser ins Auge fallen. Die Zigarettenindustrie hat lange dafür gearbeitet, Sie glauben zu lassen, es sei unsäglich schwer, dem Nikotin zu entsagen. Man hat Ihnen vorgegaukelt, dass Sie vom schlanken energievollen Hüpfer zur fetten Qualle werden, wenn Sie nicht mehr rauchen. Werbespots, die uns unser Leben lang begleitet haben, sollen uns in der wohligen

Gewissheit wiegen, GERN ZU RAUCHEN. Hand aufs Herz, das glauben Sie doch nicht, oder?

„Aber ich rauche wirklich gern!“ Ich kann Sie hören. Okay, Sie glauben es doch. Und vielleicht fühlen Sie es sogar. Schuld daran ist Ihr Suchtareal im Hirn. Ach so, denken Sie, dann habe ich es gar nicht selbst in der Hand. Ich bin süchtig, ich muss also rauchen. Die gute Nachricht: Wir können unser Hirn umprogrammieren. Wenn Sie wirklich nicht mehr rauchen wollen, bringen Sie Ihrem Hirn die Flötentöne bei und beenden Ihre Raucherkarriere.

Starten Sie in eine gesunde Zukunft voller Energie und Lebenslust!
Visualisieren Sie, wie schön das wäre.

Sie müssen nicht mehr morgens nach dem Aufstehen husten. Ach, Sie husten nicht? Umso schlimmer, dann reagiert das Abwehrsystem Ihres Körpers nur noch eingeschränkt. Stellen Sie sich vor, wie es wäre, nicht mehr darüber nachdenken zu müssen, ob Sie genügend Zigaretten in der Tasche haben, ob Sie auf der Party rauchen dürfen, ob überhaupt Raucher unter den Gästen sind. Ist das ein gutes Bild für Sie? Stellen Sie sich vor, wie schön es ist, morgens am geöffneten Fenster einen tiefen Atemzug zu tun. Sie müssen sich nicht räuspern, Sie fühlen sich topfit. Und nein, Sie haben nicht zugenommen. Sie sind das, was Sie schon länger werden wollten: Nichtraucherin.

Dieses Buch ist eine **5 Minuten-Meditation** für

- Raucherinnen, die die Raucherei satt haben, aber so was von!
- Raucherinnen, die schon mehrere Befreiungsversuche hinter sich haben und immer wieder rückfällig wurden.
- Raucherinnen, die vor einer Langstrecke in den Raucherraum am Flughafen eilen und ihn hassen, weil er stinkt
- Raucherinnen, die nach ein paar rauchfreien Stunden nur noch eins wollen, egal wo sie sich befinden und mit wem sie zusammen sind. Sie brauchen weder Essen, Trinken, noch Schlaf,

noch Sex, sie wollen nur eins: Eine Zigarette, bitte!

- Raucherinnen, die durch dieses blöde Rauchverbot auf die lästigen Nichtraucher sauer sind. Und auf die publicitygeilen Politiker sowieso.

- Raucherinnen, die verstehen wollen, warum sie rauchen

- Raucherinnen, die mal Nichtraucherinnen waren und mit dem Gedanken spielen, wieder zu dem zu werden, was sie einmal waren: glücklich und Nichtraucherinnen

- Raucherinnen, die am liebsten von jetzt auf gleich Nichtraucherinnen wären. Die auf einen Knopf drücken wollen und –zack!- sind sie frei von der Sucht.

Sie haben es in der Hand. Sie können auf den Knopf drücken. Ohne viel Getöse. Einfach so.

Um mit dem Rauchen aufzuhören, gibt es viele Möglichkeiten. Die einen versuchen es mit Hypnose, manch einer schafft es so auch, die anderen kauen ekelhaft schmeckende Nikotinkaugummis, wieder andere rauchen Kräuterzigaretten ohne Nikotin, die riechen wie ein verbrennender Adventskranz. Dann gibt es noch die nikotinpflaster-Verklebten und die E-Zigarettenraucher, die während der Konzertpause verstohlen ein kleines Stäbchen zum Mund führen und tief inhalieren. Es gibt jene, die sich Stück für Stück entwöhnen wollen und bei jeder sich bietenden Gelegenheit zur Kippe greifen und jedem, ganz gleich, ob es ihn interessiert oder nicht, erzählen, dass sie ja „nur Gelegenheitsraucher" sind.

All diese Methoden erscheinen mir wenig effektiv. Ich weiß, worüber ich spreche, ich habe sie nämlich nahezu alle ausprobiert. Mag sein, dass Sie es geschafft haben, mit Nikotinersatzmitteln aufzuhören. Aber läsen Sie dieses Buch, wenn Sie nicht wieder mit dabei wären? Schämen Sie sich nicht, es liegt nicht daran, dass Ihr Wille nicht stark genug ist. Hören Sie auf, sich schuldig zu fühlen oder schwach, es hat nämlich rein gar nichts mit Disziplinlosigkeit zu tun. Auch nicht mit Dummheit oder Verblendung. Sie können nichts dafür. Immerhin, Sie halten dieses Buch in den Händen, weil Sie endgültig mit dem Rauchen aufhören wollen.

Willkommen an Bord!

Noch stehen Sie ganz am Anfang, vielleicht spielen Sie momentan auch nur mit dem Gedanken, mit dem Rauchen aufzuhören. Für diesen Fall wünsche ich Ihnen Vergnügen bei der Lektüre. Denn Sie sollen hier nicht nur die neuesten Erkenntnisse aus Wissenschaft und Hirnforschung erhalten, sondern auch Spaß daran haben, es auszuprobieren.

NO MORE MAYBE

Zögern Sie nicht, seien Sie kein Zauderer. Sollten Sie sich dazu entscheiden, künftig Nichtraucherin zu sein, dann sagen Sie nicht: Ab morgen werde ich aufhören. Oder: Ab Januar werde ich nicht mehr rauchen. Nein,

Sie versprechen es sich. Sprechen Sie es aus, laut oder leise:

Ab jetzt bin ich Nichtraucherin!

Ich werde Ihnen eine kleine Geschichte von mir erzählen.

Teil 1

Aus meinem Tagebuch:

15. Dezember 1995. Eine Mutter. Mit Verantwortung.

Ich, nein, wir bekommen ein Baby! Es ist so unglaublich, so überhaupt nicht fassbar. Wir sind glücklich. Das haben wir uns so sehr gewünscht. Manchmal werden Träume wahr.

Ich darf nicht mehr länger rauchen!!!

Ich gestehe es. Ich bin genusssüchtig. Immer schon gewesen. Also wird es nicht leicht werden für mich. Ich kenne mich. Schließlich ist es nicht das erste Mal, dass ich mir das Rauchen abgewöhne. Aber jetzt bin ich schwanger. Mein Geruchssinn ist ein anderer und außerdem habe ich Verantwortung für mein Baby und mich. Ich mache es einfach so: Jedes Mal, wenn ich gern rauchen möchte, stelle ich mir einen versiegenden Sauerstoffhahn vor. Und dann? Ist doch sonnenklar: Schon ist mir die Lust auf Nikotin vergangen! Das wird schon klappen!

Zuerst die gute Nachricht: Es hat funktioniert. Als Schwangere habe ich nicht geraucht, als frischbackene Mama habe ich keine Zigarette angerührt. Dann musste ich mal raus. Vor die Tür. Mit meiner Freundin. Als stillende verantwortungsvolle Mutter sorgte ich vor, besorgte mir eine Milchpumpe in der Apotheke, bestückte den Kühlschrank mit Muttermilch, küsste Kind und Mann zum Abschied und stürzte mich ins rauschende Nachtleben.

Wie hatte ich das vermisst! Zum ersten Mal wieder, nach zwei ganzen Jahren, feierte ich zusammen mit meiner besten Freundin uns und das Leben. Ich war in bester Stimmung. Und dankbar. Für so viel Glück in meinem Leben. Dafür, dass es uns gibt. Dass wir wundervolle Menschen an unserer Seite haben. Dass wir zuckersüße Kinder haben. Gesund. Lieb. Und so intelligent! Ich fand einfach alles grandios. Dass viele tolle Leute in der Bar waren. Dass es eine wundervolle Nacht war. Dass der Prosecco so schön prickelt … Wir haben getanzt, gequatscht, gelacht, getrunken, Komplimente dankbar angenommen – und ich dachte mir, Feste muss man feiern wie sie fallen. Ein einziges Zigarettchen kann ja wohl nicht so schlimm sein.

Die schlechte Nachricht, sorry, ich kann damit nicht hinterm Berg halten: Noch ehe der Morgen graute, war die Schachtel leer und ich wieder das, was ich nicht mehr sein wollte: Eine Raucherin. Nach zwei Jahren eiserner Abstinenz.

30. Oktober 1997. *Ich bin so bescheuert. Eine einzige Nacht nach zwei Jahren. Es sollte doch nur eine Zigarette sein. Ich habe sie geraucht und sie schmeckte nicht. Überhaupt nicht. Mir wurde sogar ein bisschen schwindelig. Später habe ich es noch einmal probiert. Und dann noch einmal. Je mehr ich rauchte, desto besser wurde es. Am Ende war es eine ganze Schachtel. Oh Mann!!! Am nächsten Tag einen dicken Kopf, immerhin voller guter Vorsätze. Das war es! Mehr nicht! Dabei muss es bleiben! Ich bin Nichtraucherin! Ich habe ein Baby. Dann war ich im Eiscafé. Ich war in Gedanken verstrickt. Den Typen am Nebentisch hatte ich offenbar so lange angestarrt, bis er mir eine*

Zigarette anbot. Statt „Nein, danke, ich rauche nicht“ zu sagen, habe ich verlegen gegrinst und sie angenommen. Warum habe ich das getan? Bin ich wieder dabei? Bin ich Raucherin???

Heute glaube ich, dass die Frage nur rhetorisch war.

07. November 1997

Warum rauche ich wieder? Ich schäme mich. Eine Mutter. Mit Verantwortung. Raucht wieder. Schlechtes Vorbild. Sehr, sehr schlecht.

Wie erlösend war da die Lehre, dass ich mich dessen gar nicht schämen muss. Daran sind die Inhaltsstoffe in den Zigaretten schuld, nicht ich. Wenn ein ehemaliger Raucher eine einzige Zigarette raucht, aktiviert das Langzeithirn augenblicklich das Mengengedächtnis. „Mehr davon!“, wird meins in jener Nacht gebrüllt haben, „sie braucht eine gute Schachtel am Tag.“

Aber ich greife der Entwicklung vorweg. Es sollte etliche Jahre dauern, bis ich zu dieser befreienden

Erkenntnis gelangte. Bis dahin habe ich mich immer im tiefsten Innern ein kleines bisschen geschämt. Als Mutter eines Kleinkindes ist es peinlich zu rauchen. Nirgendwo bieten sich wirklich gute Gelegenheiten. Auf dem Spielplatz? No way! Im Auto? Geht gar nicht. Schließlich soll das Auto nicht nach abgestandenem Rauch riechen. Vor meinem kleinen Sonnenschein? Wollte ich nicht rauchen! Ich sage nur: Vorbildfunktion! In Verbindung mit einem Kind kommt eine Zigarette eher ein bisschen prollig rüber, finde ich. Noch abstoßender finde ich schwangere Frauen, die rauchen.

Mein Patenkind hatte übrigens Entzugserscheinungen, als es zur Welt kam. Was glauben Sie, wie sich meine Freundin gefühlt hat, als ihr die Ärztin erklärte, warum ihr kleines gesundes Baby so verkrampft ist und ununterbrochen schreit? Weil seine Mutter als Schwangere „hier und da" eine Zigarette geraucht hatte. Sie und ich wissen, „hier und da" oder „nur hin und wieder" gibt es nicht im Leben eines Rauchers.

Wie ich es geschafft habe? Es war gar nicht so schwer, wie ich immer gedacht hatte. Genau genommen war es sogar ganz leicht. Jetzt wollen Sie wissen, wie ich es geschafft habe? Das Erfolgsrezept ist simpel:

Blicken Sie Ihrer Sucht ins Auge.

Erkennen Sie Ihr Suchtverhalten

Schauen Sie genau hin. Betrachten Sie die einlullenden Bilder der Werbeindustrie, die Ihnen weismachen wollen, dass Sie gern rauchen. Dass Sie Zigaretten brauchen, um sich wohl zu fühlen.

Wenn Sie verstehen, was Zigaretten mit Ihnen machen, wissen Sie auch, wie Sie sie zum Teufel schicken können. Erst, wenn Sie begreifen, wie unsinnig es ist, freiwillig verbrennendes Zeugs einzuatmen, das Rattengift, Arsen und andere Schadstoffe enthält, werden Sie das nicht mehr wollen. Wenn Sie verstehen, dass Sie Ihre Entscheidung zu rauchen, JEDERZEIT wieder rückgängig machen können, dann haben Sie es in der Hand.

Sie können den Knopf drücken. Und –zack!- sind Sie Nichtraucherin. Einfach so.

Wer ich bin? Eine ehemalige Raucherin. Ich habe annähernd dreißig Jahre geraucht und einige Versuche hinter mir, damit aufzuhören. Jedes Mal wurde ich rückfällig. Dann besuchte ich ein Nichtraucherseminar, es dauerte gerade mal einen Vormittag. Das Seminar war unglaublich, für mich waren die neu gewonnenen Erkenntnisse wie ein Paukenschlag. 30 Jahre Raucherin, jetzt hatte ich genug davon. Meine neuen Erkenntnisse sollten mein Leben verändern. Plötzlich sah ich mit einer nie dagewesenen Klarheit, dass ich nicht mehr länger süchtig sein wollte.

Ich wollte endlich frei sein von diesem Kraut. Clean. Fit. Und ich wollte nicht älter aussehen, als ich war. Schließlich hatte ich die Vierzig fast erreicht. Von diesem Tag an habe ich nie wieder geraucht. Wissen Sie was? Nicht eine einzige Sekunde habe ich diesen

Entschluss bisher bereut. Im Gegenteil, ich fühle mich auch heute noch, nach so vielen Jahren, wie befreit.

Aha, werden Sie jetzt vielleicht denken. Sie hat ein Seminar besucht und hat es geschafft. Und ich soll nur mit einem Buch aufhören. Ob das funktioniert? Ja. Davon bin ich überzeugt. Es kommt nicht darauf an, ob Sie ein Buch lesen, ein Seminar besuchen, ob Sie Akupunkturnadeln wählen oder Hypnose oder welche anderen Überzeugungsmittel Sie auch sonst wählen.

Wichtig allein ist nur das: **Blicken Sie Ihrer Sucht ins Auge.** Schauen Sie genau hin. Warum rauchen Sie? Was hat Sie zur Raucherin gemacht? Stimmt die Realität von damals mit der heute noch überein?

Wenn Sie zum Beispiel als Teenager cool sein wollten, nicht außen vorbleiben wollten, ist das heute noch immer so? Ich weiß nicht, wie es Ihnen geht. Aber bei mir kommt es durchaus vor, dass ich das Haus verlasse, ohne mein komplettes Outfit einer Spiegelüberprüfung unterzogen zu haben. Ich hocke nicht mehr stundenlang vor dem Spiegel und überprüfe, wie ich mit einer hochgezogenen Augenbraue, einem spöttischen Blick oder verführerischem Augenaufschlag aussehe. Ja! Ehrlich, das habe ich alles mal gemacht. Erst vor dem Spiegel, dann in freier Wildbahn ausprobiert, wie ich auf Menschen wirke. Heute … weiß ich es. Ich muss es nicht mehr testen, ich weiß es ganz einfach. Mehr noch, für mich ist „Coolsein“ nicht mehr das Maß aller Dinge. Vielleicht macht genau das cool, ich weiß es nicht. Es ist mir, unter uns, egal. Ich muss nicht jedem gefallen. Ich will auch nicht mehr von jedem bewundert werden.

Was glauben Sie, warum ich ein solches Buch schreibe? Vielleicht sind Sie nicht Autor, deshalb verrate ich Ihnen etwas. Schriftsteller werden immer gern genommen, um sich über sie oder mit ihnen zu unterhalten. Wenn eine Party zum Beispiel langweilig ist, tritt garantiert jemand aus dem Nichts hervor und sagt: „Ich habe gehört, Sie schreiben?“, oder „Wow! Du bist also Autorin! Worüber schreibst du denn?“ Früher fühlte ich mich dann immer ein bisschen gebauchpinselt. Nun stellen Sie sich bitte mal meine Antwort heute vor. Und, wenn Sie schon dabei sind, bitte auch die vergrätzten Gesichter der Raucher um mich herum. Nichts ist doch schlimmer als das Thema Rauchen auf einer Party! Da will man sich entspannen, Raucher wie Nichtraucher. Die Nichtraucher interessieren sich nicht für einen Ratgeber, wie man zum Nichtraucher wird. Die Raucher indes sind vergrätzt, weil sie nun überhaupt keine Lust haben, sich meine Ausführungen anzuhören. Das ist der Grund, warum ich nicht mehr viel über meine Buchprojekte spreche. Ich will schließlich nicht zum Partyschreck werden.

Wenn es der „Coolness-Faktor" war, der Sie zum Nikotin gebracht hat, ist er Ihnen heute noch wichtig? Sie wissen es nicht? Springen Sie bisweilen ungeschminkt beim Bäcker rein? Falls sich ein männlicher Leser unter Ihnen befindet: Tragen Sie schon mal die Handtasche Ihrer Frau? Tollen Sie mit Ihrem Kind über den Fußballplatz? Fahren Sie schon mal mit einem Handtuchturban Auto, weil Sie keine

Lust hatten, Ihr Haar nach der Sauna zu fönen? Falls ja, dann kann ich Sie beruhigen. Sie sind heute vermutlich bei weitem cooler als in Ihrer Jugend.

Vor einigen Jahren waren mein Mann und ich in Rom. Längst war es dort normal, an öffentlichen Plätzen und in Restaurants nicht mehr zu rauchen. Das kannte ich damals noch nicht. Erst, als wir wieder im Hotel waren und ich lachend meinen Kopf schüttelte, als mein Mann mich fragte, ob ich noch tanzen wollte, da registrierte ich es plötzlich: Mein Haar stank nicht mehr nach Qualm.

Später trafen wir am Flughafen ein junges Paar. „Ist das wahr? Dürfen wir hier nicht mehr rauchen?" Sie waren völlig entsetzt, die nackte Panik in den Augen. Er war ziemlich jung, vielleicht gerade mal sechs Jahre älter als mein Sohn heute. „Das halte ich nicht aus", sagte er. „Wenn du wüsstest, was alles geht", dachte ich damals. Aber ich sprach es nicht aus. Wusste ich doch, dass es ein bisschen mehr bedarf als eines flapsigen Kommentars für einen Raucher, damit sich der Schalter im Kopf umlegt.

Wenn Sie wissen wollen, wie das funktioniert, lesen Sie weiter.

Wenn Sie wissen wollen, warum Sie glauben, GERN ZU RAUCHEN, lesen Sie weiter.

Wenn Sie denken, das Buch allein schafft es, Sie vom Rauchen abzubringen, pfeffern Sie es in die Ecke.

Sind Sie bereit für die erste Erkenntnis?

Sie wollen aufhören zu rauchen? Sie allein haben es in der Hand! Niemand zwingt Sie zu rauchen. So wie Sie seinerzeit angefangen haben zu rauchen, können Sie es auch jederzeit wieder einstellen. Es ist ganz leicht. Sie müssen es nur wollen. Wirklich wollen.

Sie sind immer noch dabei? Gut!

War es für Sie als Kind normal, dass man um sie herum rauchte? Dann geht es Ihnen wie vielen anderen. Sie wuchsen damit auf, dass alle Welt rauchte. Für Sie war es wie eine logische Konsequenz, selbst auch zu rauchen. Nach mehr als 20 Jahren des starken Rauchens und etlichen Versuchen damit aufzuhören, stieß ich auf die Ratgeber von Allen Carr. Ich war geflasht von der simplen Message. Sollte ich meine Sucht tatsächlich selbst in der Hand haben? Die gute Nachricht zuerst: Genau so ist es. Die schlechte Nachricht: Bei mir hat „the easy way“ nicht funktioniert.

Aha! Ich höre Sie laut denken. Gut so, seien Sie ruhig skeptisch. Dann vermeiden Sie vielleicht den Denkfehler, den ich gemacht habe. Kein Buch, kein Film, kein Seminar, kein sonstiges Mittel wird Ihnen den Weg zum Ziel abnehmen. Ich kann Ihnen helfen, den Schalter umzulegen in Ihrem Kopf. Damit es „Klick“ macht, müssen Sie einfach nur weiterlesen, mehr nicht. Aber die wenigen Schritte danach, die müssen Sie selbst laufen. So einfach ist das. Leider hatte ich das damals noch nicht begriffen.

Halten wir einfach mal fest: Wir sind jeder für sich ganz eigene Wesen, wir sind einzigartig. Und deshalb braucht es für jeden eine eigene Lösung. Ob das nun Gedankenanstöße sind, neueste Erkenntnisse aus der Hirnforschung oder die Geschichten von meiner rauchenden Freundin, die bei Ihnen den Stein ins Rollen bringen, vermag ich nicht zu sagen. Vielleicht sind es auch die handfesten und praktischen Tipps zum Aufhören, die Ihnen den Mut dazu geben. Sie bekommen jedenfalls eine breite Palette und können aus dem Vollen schöpfen. Ich bin ganz sicher, dass Sie aufhören können mit dem Rauchen. Sofern Sie die Entscheidung dazu bewusst treffen.

Ihre erste Zigarette

Blicken Sie zurück und erinnern Sie sich: Wann haben Sie Ihre erste Zigarette geraucht?

Wie alt waren Sie da?

Erinnern Sie sich an Ihr Motiv?

Wollten Sie vielleicht „dazugehören“? Oft ist es der Gruppenzwang, der Menschen wie Sie und mich dazu brachte, vor vielen Jahren die erste Zigarette zu rauchen. Damals war es einfach „cool“, es war „chic“ und ich fühlte mich so unglaublich erwachsen. Wie war das bei Ihnen? Erinnern Sie sich?

Wenn Sie ähnliche Motive hatten wie ich und auch in jungen Jahren zum Nikotin kamen, dann beruhigt es Sie vielleicht, dass dank *Klasse2000* viele Kinder heutzutage dank Aufklärung die Finger von Zigaretten lassen. *Klasse2000* ist in Deutschlands Grundschulen das am weitesten verbreitete Programm zur Gesundheitsförderung und zur Suchtprävention. Auf der Homepage beweisen Langzeitstudien die Effektivität der Aufklärung und Wirksamkeit des

Programms auch über das Ende der Grundschulzeit hinaus. Die deutsche Krebsgesellschaft meldet, 82 Prozent der erwachsenen Raucher haben vor ihrem 20. Lebensjahr begonnen zu rauchen.

„Wer also einmal das 20. Lebensjahr erreicht hat, ohne mit dem Rauchen anzufangen, der hat gute Chancen, sein Leben lang Nichtraucher zu bleiben." Bedeutet im Klartext, wer als Kind oder Teeny abhängig wurde, bleibt unter Umständen bis zum frühen Tod ein stetig zahlender Kunde.

Entsprechend abgestimmt auf Kinder und Jugendliche die Werbestrategien, auch wenn Zigarettenproduzenten beharrlich das Gegenteil behaupten. Der Erfolg gibt Ihnen recht: Noch immer greifen Jugendliche viel zu häufig zur Zigarette. In Ländern wie England wächst die Zahl jugendlicher Raucher sogar noch im Vergleich zu den Erwachsenen. Rauchten in 1988 dort noch 8 Prozent der 11-15-Jährigen regelmäßig, waren es in 1996 bereits 13 Prozent. Auch in Deutschland ist der Anteil der 12- bis 18-jährigen Raucher merklich angestiegen in den letzten Jahren, hiervon betroffen besonders auch Mädchen in den neuen Bundesländern. In acht Jahren ist der Anteil ums Doppelte angestiegen. Wenn Sie mehr darüber lesen wollen, hier die Quelle:

www.krebsgesellschaft.de/rauchen_datenzahlenfakten,1050.html

Für die Zigarettenindustrie ist es also äußerst interessant, Kinder zum Rauchen zu bringen. Denn das beschert ihr oft lebenslange Kundschaft. Wer kennt ihn nicht, den *Marlboro*-Mann, der am Lagerfeuer nach getaner Arbeit ein Kippchen raucht? Das Logo auf der Schachtel ist nicht von ungefähr ferrarirot, erinnert es doch kleine Jungs an Rennwagen. Erinnern Sie sich noch an *Gold*-Zigaretten? Was glauben Sie, warum hat man sie wohl nach dem Edelmetall benannt? Oder *Benson and Hedges*, das klingt nach einem Sicherungsgeschäft. Was sichern Sie sich mit dem Rauchen? *Lucky Strike*, aha, die Revoluzzer unter den Rauchern streiken glücklich. Es gab sogar eine Marke namens *Death*, zu Deutsch: Tod. Die Hersteller hatten einen Rechtsstreit mit einem Spirituosenproduzenten, der die Marke *Black Death* für sich beanspruchte.

Warum hat man die Zigaretten nach dem Tod benannt? Vielleicht, weil man sehr wohl wusste, wie sich Panik auf Raucher auswirkt: Sie greifen zur Zigarette.

Überhaupt sehr spannend: Googlen Sie mal alte Zigarettenwerbung. Herrlich! In einer *Güldenring*-Werbung aus der Zeit des Wirtschaftswunders sieht man ein glückliches Ehepaar entspannt am offenen Kamin. Das gemeinsame Kind, ein Junge im Grundschulalter, bläst die Flamme des Feuerzeugs aus. „Na, schmeckt's?", fragt der Sohn, sein Vater nickt lächelnd. Damals dachte man noch nicht im Traum daran, über die Folgen passiven Rauchens für Kinder zu informieren.

„Ich rauche nicht. Ich bin noch zu klein. Aber mein Papi sagt, es gibt keine bessere Zigarette als *Royal Star*. Und mein Papi ist der klügste Mann von der ganzen Welt", erzählt ein kleines Zeichentrick-Männlein mit quakender Nachziehente. Das impliziert, dass zur Erwachsenenwelt der gehört, der raucht. Wollten auch

Sie als Kind möglichst schnell in die Welt der Großen wechseln?

Ich habe im Netz eine Reportage entdeckt, die darüber informiert, wie viele der Hauptdarsteller später an Lungenkrebs starben. Auch der Marlboro-Mann blieb nicht davon verschont. Drei Monate vor seinem Tod stellte er bei der Aktionärsversammlung von Philipp Morris den Antrag, Zigarettenwerbung zu verbieten oder zumindest einzuschränken. Sie verführe insbesondere Junge, und er wisse genau, worüber er spreche. Wayne McLaren litt zu diesem Zeitpunkt seit fast zwei Jahren an inoperablem Lungenkrebs. Der Vorstand von Philipp Morris erklärte sich auf der Sitzung für das medizinische Problem des siechenden Cowboys als nicht zuständig. Man stimmte mit 93 % gegen seinen Antrag. Das war im April 1992.

Heute, mehr als 20 Jahre später, ist Zigarettenwerbung im Fernsehen verboten, Wayne McLaren hätte das sicher gefreut. Auch in Zeitschriften werden keine

Anzeigen mehr über die krebserregenden und todbringenden Glimmstängel veröffentlicht. Auf Plakatwänden hingegen schon. Hier wird nach wie vor Rauchen dargestellt, als sei es cool, als mache es Spaß, als habe der Raucher die Wahl, wenn er „Ich rauche gern" von sich gibt.

Vergessen Sie nicht, nicht nur Sie als erwachsene Raucherin nehmen solche Aussagen im Vorbeigehen wahr, auch Kinder und Jugendliche tun es. Kennen Sie die Werbung von Philip Morris mit dem Slogan „Don't be a maybe"? Weil diese Marlboro-Kampagne besonders Jugendliche anspricht und ihnen suggerieren soll, dass Zigaretten aus einem Zauderer (Maybe) einen Macher (Be) machen, wurde die Kampagne vom Gericht gestoppt. „Spiegel"-Angaben zufolge hat der Zigarettenkonzern Philip Morris seit Beginn dieser Kampagne 30.000 Heranwachsende neu zum Konsum von Zigaretten verleitet. 30 Tausend Kinder und Jugendliche! Für Philip Morris, davon können wir wohl ausgehen, zählen diese Menschen nicht, wohl aber die zusätzliche Einnahme von sieben

Millionen Euro im Jahr, die diese Kids dem Konzern eingebracht haben. Die Untersuchungen des Wirtschaftswissenschaftlers Tobias Effertz, der an der Universität Hamburg Kindermarketing und Tabakwerbung erforscht, haben den Ausschlag für das Werbeverbot gegeben. Die noch im Oktober 2013 aktuelle bundesweite Marlboro-Kampagne hat das Landratsamt München untersagt.

Die Zigarettenindustrie beteuert, bei Plakatwerbung gehe es um Markenbindung. Die Weltgesundheitsorganisation fordert ein generelles Werbeverbot, kein Wunder. Nur ein vollständiges Werbeverbot sei in der Lage, weltweit Millionen Menschenleben zu retten. Kann ein Werbeverbot das tatsächlich erreichen, was glauben Sie?

Einen Auszug aus dem Film „Komm ins Land der Leichen" entdeckte ich bei *You Tube*. Den Beitrag sollten Sie sich einmal ansehen, den Link finden Sie auf den letzten Seiten.

Was glauben Sie, warum Zigarettenmarken wie z. B. *West* und *Marlboro* aktive Sponsoring-Partner bei Autorennen waren? Die meisten Mädchen lieben Pferde. Da passte der Marlboro-Mann und seine Pferdehorde perfekt. Heute weiß man um die enthemmende Wirkung der Werbebotschaften und die fatalen Folgen auf Jugendliche. Sie ist zwischenzeitlich verboten.

Kommen wir zurück auf Ihre Einstiegsmotive. Waren es solche der Gruppenzugehörigkeit, dann können wir diese heute entlarven. Brauchen Sie das heute noch?

Wenden wir uns der Gegenwart zu. Es herrscht absolutes Rauchverbot an öffentlichen Plätzen, längst ist es nicht mehr gestattet am Arbeitsplatz zu rauchen. Wer dennoch eine Zigarettenpause einlegen will, muss sich ketzerische Kommentare gefallen lassen, um sich wie ein Aussätziger in einem meist nach kaltem Rauch stinkenden Raum eine Zigarette rein zu pfeifen. Mit Genuss hat das nichts zu tun. Heute ist es eher angesagt, zur immer größer werdenden Gruppe der Nichtraucher zu gehören.

Aber was kümmert es Sie, ob etwas im Trend liegt oder nicht? Auch wenn es fast schon verpönt ist zu rauchen, ja, manche Leute nennen es gar unsozial wegen der frappierenden Folgen des Passiv-Rauchens, Sie setzen sich darüber hinweg. Ist Ihnen auch klar, warum Sie das alles nicht schert?

Raucher sind im Herzen ihres Seins Rebellen. Gilt etwas als verboten, wollen sie es erst recht. Kommt Ihnen das bekannt vor? Oder haben Sie vielleicht schon mal eine Diät ausprobiert und sich innerlich verboten, Süßes, Fettes und andere Dickmacher zu sich zu nehmen? Hat die Diät funktioniert? Die wenigsten unter Ihnen werden jetzt nicken. „Das darf ich nicht", dieser im Innern und nicht laut ausgesprochene Satz mobilisiert in Ihnen nämlich ungeahnte Kräfte. Leider wirken sie kontraproduktiv. Unbewusst reizt das selbst auferlegte Verbot nämlich, dass Sie sich darüber hinweg setzen. „Das wollen wir doch mal sehen", werden Sie sich unbewusst zugeflüstert haben. Oder: „Ach, was soll's. Man lebt nur einmal" oder „Jetzt erst recht!"

Haben Sie sich dabei ertappt, wie Sie schmunzelnd genickt haben? Entspannen Sie sich. Sie sind ein Revoluzzer! In diesem Wissen können Sie sich bequem zurücklehnen, das entschuldigt so manches. Sie schwimmen eben nicht mit dem Strom. Sollen doch alle mit dem Rauchen aufhören, Sie nicht. Indes, einen faden Beigeschmack hat es doch: Wer früher als autark, als cool und souverän galt, weil er rauchte, dem wird heute ein anderes Attribut zuteil: Willensschwäche. In einer Welt, in der Disziplin als wichtiges Merkmal gilt, ist es in der Gesellschaft und im Geschäftsleben eben nicht mehr als Eigenwilligkeit angesehen zu rauchen.

Und was ist dran am Revoluzzer, wenn er sich genauso verhält, wie die Zigarettenindustrie ihm vorgibt? Sie wollen weniger rauchen, die Zigarettenhersteller wollen aber genau das nicht. Also tüfteln Chemiker der Tabakindustrie so lange an Rezepturen, bis die richtige Mixtur entstanden ist, die das gewünschte Rauchverhalten erzeugt. Wenn Sie sich schon aufbürden, Stunden auf Zigaretten zu verzichten, dann soll es Ihnen so schwer fallen, die Gier soll so groß werden, dass Sie hinterher alle nicht gerauchten Zigaretten schnell nachholen. Kaum ist die freiwillige oder erzwungene Nikotinpause vorüber, werden Sie folgsam wie ein gut erzogenes Hündchen den Befehlen der Macher folgen. Ich weiß, die Erkenntnis wird Ihnen nicht schmecken, aber mit Rebellentum hat das rein gar nichts gemeinsam.

Wenn Sie es bis hier geschafft haben zu lesen und das Buch noch immer nicht in die Ecke gepfeffert haben, aber immer noch rauchen, dann hilft Ihnen vielleicht das:

Wer raucht, pfeift darauf, ein größeres Risiko zu haben an Krebs oder Herzinfarkt zu sterben. Ein Raucher hat Schwierigkeiten, bis in den dritten Stock eines Hauses zu kommen – er nimmt lieber den Fahrstuhl, denn die Treppen lassen ihn pfeifen. Raucher haben ein kürzeres Leben. Raucher husten, das ständige Qualmen führt zum Raucherkatarrh. Rauchen macht hässlich. Ab 40 wird der Teint ganz grau, Raucherinnen haben mehr Falten als Gleichaltrige. Rauchen macht impotent.

Ich bitte Sie, das wollen Sie doch nicht wirklich!

Auch der Präventionsexperte der DAK, Ralf Kremer, kritisiert in einer Studie Zigarettenwerbung. „Der Flirt beginnt mit dem Angebot einer Zigarette oder junge Leute sitzen in fröhlicher Runde zusammen und rauchen. Der ‚Marlboro man' signalisiert Freiheit, Abenteuer und Unabhängigkeit."

Die Studie der DAK, den Link finden Sie auf den letzten Seiten, berichtet über ein Experiment mit Schülern. Unter Leitung von Privatdozent Reiner Hanewinkel vom IFT-Nord beobachteten Kieler Wissenschaftler „das Verhalten von rund 3.400 Schülern im Alter zwischen 10 und 17 Jahren. Sie legten den Kindern und Jugendlichen Werbung von sechs Zigarettenmarken und acht anderen Produkten (zum Beispiel Süßigkeiten und Mobilfunk) vor – ohne erkennbare Marke. Die Schüler sollten berichten, wie oft ihnen eine Werbung bereits begegnet ist, und ob sie sich an den Markennamen erinnern." Alarmierend waren die Ergebnisse. Je besser die kindlichen Probanden

Zigarettenwerbung wieder erkannten, desto weniger waren sie abgeneigt, zu rauchen. In Gruppen mit weniger Werbekontakt wurde weniger geraucht als in denen mit hohem Werbekontakt, dort hatten doppelt so viel Schüler schon einmal geraucht.

„Erfreulicherweise hat sich seit 2001 die Anzahl der jugendlichen Raucher fast halbiert. Aber noch immer greift mehr als jeder siebte Jugendliche zwischen 12 und 17 Jahren regelmäßig zur Zigarette", sagt Studienleiter Reiner Hanewinkel. DAK und IFT-Nord haben zusammen mit Partnern wie die Deutsche Krebshilfe, Kinder- und Jugendärzten und die Bundesärztekammer ein Programm ins Leben gerufen, das jugendliche Raucher wieder zu Nichtrauchern machen soll. Seit dem Start in 2002 von www.justbesmokefree.de haben schon viele Kinder und Jugendliche erfolgreich mit dem Rauchen aufgehört. Die Selbsttests wurden bereits von rund 115.000 Teilnehmern genutzt.

Macht Rauchen glücklich?

Rauchen ist schön. Oder?

Nichtrauchen auch. Für Raucher gibt es unzählige Gründe, sich eine Zigarette anzustecken. Der eine raucht gern zum Kaffee, der nächste genießt die Zigarette zusammen mit einem Glas Wein. Der andere raucht immer an der Bushaltestelle oder in der Raucherzone am Bahnhof. Der nächste raucht beim Kreuzworträtsel, nach dem Essen, vor dem Essen, während des Essens, nach dem Sex, vorher, währenddessen ... Sie merken schon, jeder hat andere Rituale und Gewohnheiten.

Aber ... wie wäre es, einfach nicht mehr zu rauchen? Nicht mehr darüber nachdenken zu müssen, ob noch genug Zigaretten in der Schachtel sind? Keine Gedanken mehr an Krebs und Tod zu haben? Wie wäre es, wenn Sie die vielen Münzen einfach in ein Sparschwein steckten und sich belohnten? Wie wäre es, wenn Sie einfach aufhörten?

Klingt das gut?

Wunderbar.

Sie haben Angst? Wovor? Vor dem Aufhören?

Keine Panik! Es spielt keine Rolle, wie viele Zigaretten Sie täglich rauchen, seit wann Sie rauchen oder in welchen Momenten. Es ist auch nicht schlimm, wenn Sie schon mehrfach versucht haben mit dem Rauchen aufzuhören und immer wieder rückfällig geworden sind. Sie haben dadurch nicht weniger Chancen, es diesmal zu schaffen. Vielleicht haben Sie auch schon aufgehört, daran zu glauben, dass Sie es tatsächlich erreichen können. Vielleicht fürchten Sie, rund wie eine Tonne zu werden, zuzunehmen, sobald sie keine Zigaretten mehr an die Lippen führen. Vielleicht glauben Sie auch, nervös zu werden, unglücklich?

- Was denken Sie, machen Zigaretten glücklich?
- Wann rauchen Sie?
- Wenn Sie geraucht haben, fühlen Sie sich dann glücklich?

Eins ist allen Menschen gleich, sie sind auf der Suche nach dem Glück. Habe ich Ihnen schon verraten, dass ich auch Autorin bin? Für die Recherche meines Buches „Das Glück, der Wahn und ich“, habe ich wildfremde Menschen auf der Straße angesprochen und ihnen eine kleine, simple Frage gestellt: „Sind Sie glücklich?“

Sie ahnen nicht, wie unterschiedlich die Antworten waren! So differenziert wie die Befragten. Ein Siebenjähriger erzählte mir, er sei immer glücklich, wenn er mit dem Opa angeln ginge. Eine Vierundachtzigjährige wähnte sich glücklich, wenn sie mit ihrer Familie zusammen war. Ein ehemals Obdachloser beschrieb mir das Glück, im fortgeschrittenen Alter endlich wieder ein Zuhause gefunden zu haben. Das alles erscheint mir greifbar und nachvollziehbar. Kein Einziger hat mir etwas vom Rauchen erzählt. Offenbar macht Rauchen nicht glücklich. Oder doch?

Warum sonst sollten Sie rauchen? Gibt es einen anderen Grund?

Um Ihnen die nackte Wahrheit zu präsentieren, muss ich noch ein bisschen ausholen.

Aus meinem Tagebuch:

Auf Island rauchen die Geysire. Und Moni

Zuhause feiern sie Karneval und wir sind den rheinischen Jecken entflohen. Zusammen mit unseren Freunden Moni und Klaus sind mein Mann und ich nach Island geflogen. Was für eine bizarre Eiswelt! Minus 17 Grad, ein eisiger Wind nahm uns fast den Atem, als wir aus dem Flughafengebäude an die frische Luft traten. Wir waren in dicke Jacken gehüllt, die Füße steckten in klobigen fellgefütterten Schuhen, alles an mir war eingepackt. Ich zog die Kapuze tiefer ins Gesicht. Wenn die Autos über die Straße fahren, dann nur mit Spikes, Schneeketten habe ich hier noch nicht gesehen. Wir haben das volle Programm gebucht. Gullfoss, ein gefrorener Wasserfall, sieht aus wie die Kulisse eines Wintermärchens. Die kochendheißen Geysire, die alle zwei Minuten meterhoch zum hellblauen Himmel schießen, sind faszinierend. Was für eine unwirkliche Welt.

Reykjavik ist wider Erwarten eine kleine Metropole. Das Nachtleben erwacht morgens um Eins, das liegt wohl auch an den hohen Preisen für Cocktails. Die Isländer treffen sich abends zuhause, trinken etwas zusammen und gehen dann aus, hat uns der Taxifahrer erzählt. Wir übernachten im Hilton, das ist schon ziemlich nett. Natürlich darf man da nicht rauchen. Auf Island ist Rauchen überall verboten. Im Flughafen, in Restaurants, Hotels, Cafés … für Moni ist das lästig. Netterweise haben sie draußen im Innenhof des Hotels einen Heizstrahler über dem Aschenbecher angebracht.

Moni tut mir leid, wenn sie da in der klirrenden Kälte alleine am Ascher steht. Deshalb begleite ich sie und trete von einem Fuß auf den anderen.

Wir quatschen dann und ich fühle mich ein bisschen wie früher. Wenn man auf einer Party war, wo mehr Nichtraucher als Raucher waren, gehörte es ja schon fast ein bisschen zum guten Ton, auf den Balkon auszuweichen. Aber dabei war man nie allein. Raucher sind gesellige Typen, denke ich mir manchmal. Jedenfalls habe ich Moni gern nach draußen begleitet, wenn sie „eine rauchen" ging. Erst später fiel mir auf, dass ich ganz schön froh bin, einmal mehr die Wahl zu haben.

Der Unterschied zwischen ihr und mir ist doch der: Sie ging raus, um zu rauchen. Weil sie es tun musste. Weil die Sucht ihr keine Wahl ließ. Ich ging freiwillig. Ich hätte auch weiter am offenen Kamin sitzen können, schön eingekuschelt auf dem Sofa. Ich empfinde das als Freiheit. Zu entscheiden, wann ich wo sein will. Rauszugehen, wann ich es will.

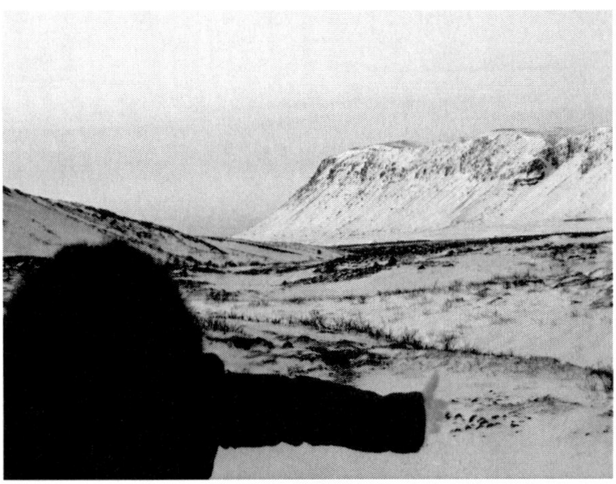

Keine Sorge, ich schweife nicht ab. Wir sind immer noch bei der Frage, ob Rauchen glücklich macht. Was denken Sie?

Wann greifen Sie zur Zigarette?

Gehen Sie gedanklich den Tag mit mir zusammen durch.

Rauchen Sie morgens nach dem Frühstück?

Wenn Sie einen Kaffee trinken, wollen Sie dann rauchen?

Wann machen Sie die erste Rauchpause am Tag?

Wie lange dauert es, bis Sie wieder rauchen?

Was ist wichtiger für Sie in der Mittagspause, essen oder rauchen?

Wann rauchen Sie am Nachmittag, wann am Abend?

Trinken Sie ein Glas Wein oder ein Bierchen dazu?

Wie viele Zigaretten rauchen Sie am ganzen Tag?

Machen Sie sich Notizen.

Wie viele Zigaretten haben Sie gestern geraucht? Fünf, zehn oder eine halbe Schachtel? Eine ganze? Welche Zigarettenpausen haben Sie dabei besonders genießen können? Haben Sie sie von Anfang bis Ende bewusst geraucht? Glauben Sie, dass Sie sich besser gefühlt haben durch das Rauchen? Wenn Sie die Kippen weggelassen hätten, wäre es Ihnen dann schlechter ergangen?

Lust auf Kopfkino? Dann folgen Sie mir:

- Ein Sonntag zu Hause. **Sie langweilen sich.** Was tun Sie? Sie rauchen.
- Gleich bekommen Sie Besuch. Ihr Liebster wird über Nacht bleiben. Er ist immer pünktlich. Nur heute nicht. Sie warten zehn Minuten, dann greifen Sie zum Handy. „Der Teilnehmer ist vorübergehend nicht erreichbar“, verdammt noch Mal, wo steckt er? Nicht, dass da etwas passiert ist. Warum meldet er sich denn nicht bei Ihnen? Warum ruft er nicht an und sagt Bescheid? Unruhig pilgern Sie in Ihrer Wohnung auf und ab. Blicken zur Uhr. Schon so spät. Viel zu spät. Er müsste schon seit einer Stunde hier sein. Er ist doch nie unpünktlich, warum kommt er dann jetzt nicht?

Was tun Sie in einem solchen Moment? Sie rauchen. Beruhigt es Sie? Nein. Es ist nachgewiesen, dass Nikotin nicht beruhigen kann.

- Endlich klingelt es an der Tür. Sie sind erleichtert und überglücklich, Ihren Liebsten zu sehen. Unversehrt. Er hat im Stau gestanden und das Akku vom Mobiltelefon war leer. „Komm erst mal rein", sagen Sie. „Möchtest du etwas trinken?" Sie füllen Gläser mit Wein, setzen sich zu ihm, prosten ihm zu und angeln nach einer Zigarette.

Was tun Sie in einem solchen Moment? Sie rauchen. Warum? Sie müssten doch völlig entspannt und glücklich sein. Warum also greifen Sie zur Zigarette? Weil Sie glauben, Sie bräuchten sie für das vollkommene Glück? Sie sind doch schon vollkommen glücklich. Oder spüren Sie eine Leere? Einen Hunger, der nichts mit Essen zu tun?

Sie greifen jedenfalls zur Zigarette. Und für einen kurzen Moment spüren Sie Erleichterung. So etwas wie: Ah, endlich habe ich gekriegt, was ich wollte. Der Haken an der Sache: Dieses Gefühl wird in dem Maße abebben, wie die Zigarette abbrennt. Der Kampf beginnt von vorn, in dem Augenblick, in den Sie den Stummel im Ascher ausdrücken. Ab diesem Punkt wird Ihr Körper nach der nächsten Zigarette lechzen.

- Nun macht Ihnen Ihr Liebster Avancen und Sie landen mit ihm in der Horizontalen. Sie geben sich einem wunderbar erfüllenden Liebesspiel hin und nach dem langen Tag sehnt sich ihr erschöpfter Körper nur nach einem: In der wohligen Wärme und in den Armen des Liebsten sanft zu entschlummern.

Aber halt, was tun Sie? Sie entfleuchen erst ins Badezimmer und danach in die Küche. Weil Ihr Liebster nicht raucht, können Sie mit ihm „die

Zigarette danach“ nicht teilen. Also trinken Sie noch einen Schluck Wein und rauchen das Kippchen allein, putzen sich hiernach erneut die Zähne, um nicht nach Qualm zu riechen und schlüpfen durchgefroren ins Bett. Warum? Warum haben Sie jetzt geraucht? Sie waren doch völlig entspannt, glücklich, rundum zufrieden. Warum, glauben Sie, fehlte Ihnen aber doch etwas?

Weil ich süchtig bin, habe ich oft zu hören bekommen, wenn ich diese Frage gestellt habe. Macht der Gewohnheit, sagen die Anderen. Beides ist nicht falsch. Meiner Meinung nach ist ein ganz wesentlicher Faktor aber der: Sie glauben, Sie bräuchten diese Zigarette. Sie glauben, nur mit dieser Zigarette fühlten Sie sich pudelwohl. Denn Sie sind sich sehr wohl darüber bewusst, was Sie sind: Raucherin. Mein Tipp: Versuchen Sie es doch einfach mal ohne. Glauben Sie mir, Sie werden weder Schmerzen erleiden müssen, noch unruhig schlafen, noch wird Ihnen sonst etwas fehlen.

Glauben Sie, das Rauchen Sie glücklich macht? Falls ja, dann ist die folgende Frage für Sie ganz leicht zu beantworten. Falls Ihnen leise Zweifel kommen, dann nehmen Sie sich ein bisschen Zeit, um darüber nachzudenken.

Warum rauchen Sie?

Weil

……………………………………………………………………………

Wenn Sie eine Antwort darauf haben, dann tragen Sie diese hier ein.

Haben Sie heute schon geraucht? Wie wäre es? Wollen Sie nicht mal eine rauchen? Tun Sie es ruhig. Niemand hindert Sie daran. Es sei denn, Sie sitzen jetzt gerade in einem Zug oder sind an einem anderen öffentlichen Ort, wo man es Ihnen verboten hat. Aber bei der nächsten sich bietenden Gelegenheit: Rauchen Sie! Klappen Sie das Buch zu, schalten Sie den Reader aus, denken Sie ruhig noch einmal über diese Frage nach.

Schön, dass Sie wieder dabei sind. Haben Sie gerade noch geraucht? Gut. Dann beantworten Sie bitte noch einmal diese Frage:

Warum rauchen Sie?

Weil

....

Wozu das gut sein soll? Ein sehr erfolgreicher Nichtraucher-Coach stellt in seinen Seminaren den Rauchern genau diese Frage. Und zwar vor dem Rauchen, während des Rauchens und hinterher. In der Regel lauten die Antworten zu Anfang im Seminar ganz ähnlich: Es schmeckt mir. Es beruhigt mich. Es ist gesellig. Ich genieße es, zu rauchen. Es hilft mir, schlank zu bleiben. Es ermöglicht mir, eine Auszeit zu nehmen bis hin zu „Ich rauche gerne“. Der Coach fordert dazu auf, diese Gründe sehr ernst zu nehmen und die Nachteile des Rauchens bewusst zu verdrängen. Anschließend folgt eine Zigarettenpause und die Teilnehmer werden dazu eingeladen, ihre Motive noch einmal zu überprüfen. Keiner der Teilnehmer ist mehr in der Lage, diese Gründe bei genauerer Betrachtung vor sich aufrecht zu erhalten.

Macht Rauchen glücklich?

Nein. Wenn Rauchen glücklich machte, wären im Umkehrschluss alle Nichtraucher unglücklich. Abgesehen davon wäre nicht nachzuvollziehen, warum so viele Raucher sich wünschen, sich vom Nikotin zu befreien. Indes, stellen Sie mal einem Raucher diese Frage. Er wird vermutlich eine andere Antwort darauf finden.

Gerade heute habe ich im Radio gehört, dass ein Lokalprominenter einer Kleinstadt sich bei Sandra Maischberger auf die Talkcouch setzen wird, weil er sich in seiner Freiheit als rauchender Mensch durch das Nichtraucherschutzgesetz eingeschränkt fühlt, schlimmer noch, er darf neuerdings nicht mehr in seinem Arbeitszimmer rauchen.

Recht so, werden die Raucherinnen unter Ihnen nicken. Sie können nichts für diese einseitige Perspektive, das liegt an der Täuschung, der die Menschen unterliegen, ausgelöst durch Zigaretten. Selbst hochintelligente Raucher oder solche mit einem hohen Autonomiebestreben (also jene, die einen starken Drang zur Unabhängigkeit haben, sich nichts vorschreiben lassen wollen) fallen auf den Nikotin-Trick herein.

Fragt man Raucher, ob sie das Rauchen glücklich macht, erhält man unterschiedliche Antworten, je nach Stimmungslage und abhängig davon, ob sie oder er sich gerade nach einer Zigarette sehnt oder soeben die zwanzigste im Aschenbecker ausgedrückt hat.

Das Glück des Rauchers löst sich in Luft aus

Buchstäblich. Wie kann es dann sein, dass alle immer wieder rauchen wollen? Warum stecken sich Menschen, die aufhören wollen, schon nach kurzer Zeit die nächste Kippe an? Warum rauchen sie bei Minustemperaturen von 17 Grad so wie Moni auf Island? Nach vielen Gesprächen mit Seminarleitern von Nichtraucherseminaren bin ich zu dem Schluss gekommen, dass die meisten Menschen das Motiv schlicht weg vergessen haben. Das klingt vielleicht erst einmal dumm. Ist es ja auch.

Aber denken Sie mal darüber nach. Kennen Sie das nicht aus Ihrem Leben? Sie haben ein Ziel, ein Motiv, bestimmte Dinge zu tun. Sie gehen Ihren Weg, um das Ziel zu erreichen. Ihr Segelboot nimmt Fahrt auf, Sie segeln hart am Wind. Und irgendwann erreichen Sie Ihr Ziel. Oder Sie landen auf einer anderen Insel, weil Sie zufällig gerade in der Nähe war und so schön ist, dass Sie hier anlegen wollen.

Kennen Sie das? Sie haben Ihr Ziel aus den Augen verloren. Oder Sie haben ein neues Ziel festgelegt.

Das Motiv, warum Sie zu dem einen Ziel wollten, fällt Ihnen überdies momentan gar nicht ein. Es gibt Raucher, die wollten als Teenager „dazu gehören", andere wollten „cool" sein, wieder andere wollten ihre „schlanke Linie behalten." Schauen Sie die letzte Gruppe an, ist sie oft überhaupt nicht schlank, hat überdies ein faltiges, graues Gesicht und einen schlechten Atem. Klarer Fall von Ziel aus den Augen verloren!

Fragen Sie Ärzte, warum Raucher rauchen, werden Sie vermutlich hören, dass es eine Sucht ist. Falls Sie Ihren Arzt fragen wollen, ob Rauchen glücklich macht, finden Sie besser zuvor heraus, ob er selbst Raucher ist. Denn abhängig davon wird seine Antwort ausfallen. Ist er Raucher, wird er vermutlich ausweichend oder zu detailliert antworten, am Ende sind Sie nicht schlauer als zuvor. Ist er Nichtraucher, wird er Ihnen vermutlich einen verständnisvollen Blick zuwerfen und Ihnen Nichtraucherseminare empfehlen oder andere Tipps zur Selbsthilfe geben.

Mit Seminaren ist das so eine Sache. Es gibt solche, die von Krankenkassen gefördert werden, manche sind gut und günstig, manche sind gut und teuer, dann gibt es noch jede Menge, die sind einfach nur schlecht und egal, was Sie bezahlt haben, das Geld hätten Sie sich sparen können. Wie bei allen Kursen, steht und fällt das Ganze mit dem Coach. Ist er gut, ein erfahrener Seminarleiter, vielleicht ehemaliger Raucher und vielleicht sogar noch Psychologe, ist er überzeugend und auch noch sympathisch, hat er die richtige Methode, dann haben Sie gute Chancen, dauerhaft Nichtraucherin zu werden.

Auch gibt es Heilpraktiker, die mit Akupunktur oder Akupressur arbeiten. Ich habe einige Interviewpartner gehabt, die dank Hypnose dauerhaft dem Nikotin entsagen und auch keinerlei Verlangen mehr nach Zigaretten haben.

Sehr beeindruckt hat mich Ursula, genannt Uschi, die mir erzählte, dass sie dank einer Hypnosesitzung im Abend-TV nicht mehr raucht. Da war ein Hypnotiseur, der in einer Show die Massen bewegt habe. Uschi sei ganz nah an die Mattscheibe gerückt und habe sich darauf einlassen können. Allerdings, so schränkt sie ein, sie habe vorher bereits den Entschluss gefasst, endgültig aufzuhören. Und dann habe sie zufällig in diese Hypnose-Show rein gezappt. Das ist nun schon viele Jahre her und Uschi ist froh, Nichtraucherin zu sein. Sie sehen, es funktioniert. Ob unbewusst oder bewusst, darum geht es hier gar nicht. Fakt ist, wenn Sie sich von Ihren inneren Fesseln befreien, so wie es Uschi getan hat, als sie sich vorurteilsfrei auf den Hypnotiseur einließ, dann sind Sie ein ganzes Stück weitergekommen!

Noch einmal, wenn Rauchen wirklich glücklich machte, würden nicht so viele Menschen aufhören damit. Allerdings, das haben Sie aus dem bisher Gelesenen bereits herausgezogen, einen ganz kurzen Moment produziert der Körper tatsächlich Endorphine, wenn Sie rauchen. Weil Sie nämlich jedes Mal, wenn Sie nicht rauchen, Ihren Körper unter Entzug setzen. Sobald Sie den ersten Nikotinzug tun, entspannen Sie sich, Ihre Sucht wird befriedigt. Doch der Entzug beginnt bereits, wenn Sie die Zigarette im Ascher ausgedrückt haben. Bis zur nächsten Kippe hält der Entzug an, dann rauchen Sie, entspannen sich, fühlen sich für einen kurzen Augenblick wieder besser, aber nur bis zum Filterstummel. Ausgedrückt, Rauch ausgepustet, Entzug beginnt von vorn. Bis Sie wieder rauchen ...

Verstehen Sie das Prinzip? Zu meinen Raucherzeiten hat mich diese Erkenntnis umgehauen wie ein Paukenschlag. Ich war wütend. Ich fühlte mich gegängelt. Von einer gesichtslosen, skrupellosen Zigarettenindustrie. Haben Sie schon einmal eine Kur gemacht? Ich war mit Anfang Dreißig in einer solchen, weil meine Bronchien ziemlich angegriffen waren.

Ich glaube, ich war trotz Dauerhustenattacken und fiepender Bronchien die Gesündeste unter den Kurgästen. Die meisten waren in meinem Alter. Morgens konnte man den Abdruck der Sauerstoffmasken in ihren Gesichtern sehen, weil sie nachts anders nicht mehr schlafen konnten. Um mich herum waren Menschen, die alle nicht älter waren als sagen wir mal 40, sie hatten Lungenkrebs und andere schlimme Krankheiten, die wenigsten davon hatten eine reelle Chance auf Heilung. Ja, ich habe damals aufgehört zu rauchen. Ein halbes Jahr danach bin ich wieder rückfällig geworden.

Aha! Ich höre Sie denken. Ich kenne die Stolpersteine aus eigener Erfahrung. Ich kann genau beschreiben, in welchen Situationen ich „schwach" gewesen bin, ich mir „nur eine" Zigarette „gönnen" wollte und was daraus geworden ist. Heute weiß ich genau, warum ich rückfällig wurde. Warum das mit der „einen Einzigen" nicht funktioniert. Und das will ich Ihnen gern verraten. Denn Sie sollen sicher an Ihr Ziel kommen. Ohne viel Schnickschnack, ohne Stolpersteine. Das allein bringt mich dazu, an einem Sommerabend hier auf der Terrasse zu sitzen und in die Tasten zu hauen, während alle meine Freunde zum Picknick am See geradelt sind. Was glauben Sie, warum ich dieses Buch schreibe? Um Geld zu verdienen – ich höre Sie schon wieder denken. Stimmt, das ist auch ein Motiv. Aber meine eigentliche, viel stärkere Triebfeder ist eine andere:

Ich weiß, dass das Leben ohne Abhängigkeit viel schöner ist. Ich habe NEIN zum Nikotin gesagt, ich lebe das voll aus und – versuchen Sie einfach mir zu glauben – ich genieße diese Freiheit. Ich weiß jetzt, dass dieser kleine Schritt das ist, was er ist: klein. Er ist mitnichten so anstrengend wie ein Hürdensprung, ein anstrengender Kilometermarsch oder ein Überlebenskampf im Dschungel.

Früher hatte ich immer einen Wahnsinnsrespekt davor. Ich dachte, „mit dem Rauchen aufhören, das ist echt schwer". Bullshit! Es ist einfach! Wenn ich es schaffe, Sie davon zu überzeugen und Sie zu dem entscheidenden Punkt zu bringen, der Sie zur Nichtraucherin macht – dann habe ich mein Ziel erreicht. Sie glauben mir nicht? Wenn Sie Ihrer sterbenden Mutter eine Schale vor den Mund halten müssten, damit sie das Blut aus der Lunge spuckt, würden Sie dann nicht auch darüber nachdenken, wie bescheuert es ist, giftige

Stoffe zu verbrennen und das dann auch noch freiwillig tief zu inhalieren?

Ich will die Welt zu einem besseren Ort machen. Klingt pathetisch, ich weiß. Na gut, dann versuche ich es anders: Ich will, dass Sie sich die Freiheit gönnen zu entscheiden. Über Ihre Gesundheit, über Ihr Leben. Das ist es, was ich will. Nicht mehr und nicht weniger.

Rauchen Sie gerade? Recht so, Sie verhalten sich wie gewünscht. Denn Sie sollen gar keine längeren Pausen machen, darauf zielt die Rezeptur in den Zigaretten nämlich nicht ab. Deshalb sind zeitintensive Meetings ohne Zigarettenpause für Sie anstrengender als für Nichtraucher. Deshalb sind Langstreckenflüge eine Tortur für Sie. Nichtraucherpartys sind Ihnen ein Gräuel und das Nichtraucherschutzgesetz finden Sie abschaffenswert.

Lassen Sie sich nicht täuschen! Es gab eine Zeit, da waren Sie ohne Nikotin glücklich. Da brauchten Sie keine Zigaretten, um sich gut und vollständig zu fühlen. Und genau dorthin werde ich Sie begleiten. Wenn Sie es wünschen.

Der Nikotin-Trick

Jeden Tag rauchen in Deutschland Millionen von Menschen Milliarden von Zigaretten. Manche reden sich ein, sie könnten es jederzeit wieder lassen, andere wünschen sich, endlich aufhören zu können. Kaum ist eine Weile vergangen, die Statistik zählt zwischen 20 und 160 Minuten auf, da greifen sie erneut zur Zigarette. Das Phänomen macht weder Halt vor Ihnen oder mir, noch vor Ärzten, Pflegepersonal, die Lungenkrebskranke versorgen, noch vor Psychologen oder Suchtberatern, auch nicht vor Wissenschaftlern, die versuchen das Rätsel um den Suchtfaktor zu lösen, den Zigaretten ja ganz offenbar haben.

Haben Raucher weniger Angst?

Rauchen verursacht Krebs, Rauchen verkürzt das Leben. Tausend Mal gehört, gelesen, verstanden und verdrängt. Nichts empfunden dabei, zumindest nicht bewusst. Da nützen auch die Warnhinweise auf den Schachteln nichts. Im Gegenteil, sie machen sogar

Lust auf Zigaretten, wie neueste Erkenntnisse aus der Hinforschung beweisen.

Haben Raucher weniger Angst vor dem Sterben? Macht es ihnen nichts aus, über Krankheit und Siechtum nachzudenken? Die Antwort lautet: Unsinn! Natürlich wollen Sie nicht an Krebs erkranken oder an ihrer Sucht sterben. Sie verdrängen nur erfolgreich ihre Ängste. Sie überkleben die Warnhinweise auf den Zigarettenschachteln. Oder sie versuchen sie zu ignorieren und werden dennoch, unbewusst gerade durch diese Warnhinweise mit den fiesen Bildern oder Sprüchen dazu animiert, noch eine weitere Zigarette anzustecken.

Angst wird schnell verdrängt von Rauchern. Und solchen, die es werden wollen:

Ich kann mich gut an meinen Großvater erinnern. Ich glaube, ich war eines seiner Lieblingsenkelkinder. Noch heute erinnert man sich seiner in der Familie als respekteinflößend. Wehe, wenn er einen seiner Wutanfälle bekam! Dann schlug er mit der flachen

Hand auf den Holztisch und er ließ kein gutes Haar mehr an denen, die er liebte. Seit er keinen Kehlkopf mehr hatte, geschah das öfter. „Weil Opa zu viele Zigarren geraucht hat“, flüsterte mir Oma einmal zu, als ich wissen wollte, warum Opas Stimme so blechern klang und warum er das Loch im Hals unter einem Tuch versteckte. Das hätte mich abschrecken müssen.

Hat es nicht. Ich wurde selbst zur Raucherin und es sollte fast 25 Jahre dauern, ehe ich es einstellte. Kürzlich habe ich gelesen, dass in den USA ab Herbst 2012 abschreckende Fotos von Nikotinopfern auf Zigarettenschachteln gedruckt werden sollen. Ein weiterer Akt, um 1,2 Milliarden Raucher weltweit zu bekehren.

Einem Bericht von n-tv zufolge stirbt rund die Hälfte vorzeitig an den Folgen des Lasters. Einen Linkverweis finden Sie auf den letzten beiden Seiten, dort habe ich viel Wissenswertes zusammengetragen.

Im Versuch, Raucher von ihrer Sucht zu befreien, setzen weitere Länder ein Gegengewicht mit Warnhinweisen auf Impotenz verursacht durch das

Rauchen. Sie bringen Schockbilder von Teerlungen, faulen Zahnstümmeln und lungenoperierten Patienten. Den gewünschten Effekt werden auch diese Warnungen vermutlich nicht erzielen.

Dank moderner Medizintechnik können Wissenschaftler heute ableiten, warum das so ist. Mit einem Blick ins Gehirn von Rauchern haben sie Erstaunliches festgestellt. Wenn Raucher mehrere Stunden nicht geraucht haben, scheint ihr Gehirn nicht mehr zu funktionieren wie sonst. Ihr Angstzentrum, das in der Amygdala zuhause ist, reagiert unter Entzug anders auf Bilder, die den Menschen normalerweise in Alarmbereitschaft versetzen.

Mehr als 1,2 Milliarden Raucher meldet der Bericht weltweit. Davon stirbt etwa die Hälfte vorzeitig an den Folgen ihrer Sucht. Aus diesem Grund druckt man in den USA seit Herbst 2012 Schockbilder auf Tabakwaren. Wissenschaftler haben nun mit einem Blick ins Gehirn herausgefunden, warum der Erfolg dieser Aktion nur mäßig ist.

Das Alarmzentrum im Gehirn reagiert nicht. Woran das liegt? Wenn Raucher mehrere Stunden lang nicht geraucht haben, zeigen sie deutliche Veränderungen in der Verarbeitung von Emotionen. Was frappierend ist: Nach zwölfstündiger Abstinenz ist das Furchtzentrum im Gehirn des Rauchers nahezu außer Kraft gesetzt.

„Wir haben insgesamt 56 Personen im Alter bis Ende 20 untersucht. 28 davon waren Raucher, die seit neun Jahren am Tag durchschnittlich 17 Zigaretten konsumierten, die anderen 28 Probanden waren Nichtraucher", sagt René Hurlemann, Oberarzt der Klinik für Psychiatrie und Psychotherapie des Universitätsklinikums in Bonn von den Studienteilnehmern im Gespräch mit n-tv.de.

Für die wissenschaftliche Untersuchung verwendete man Bilder von Menschen mit drei verschiedenen Ausdrücken, mit glücklichen, angsterfüllten und neutralen Gesichtern. „Diese Bilder sind als ideale Stimulantia für emotionale Untersuchungen üblich", erklärt Hurlemann die Verfahrensweise. Bei den

Probanden wurde mit einem Magnetresonanztomografen wurde die Aktivität des Gehirns gemessen. Im Fokus für die Forscher: das Furchtzentrum im Gehirn. Die so genannte Amygdala ist nicht größer als ein Mandelkern und befindet sich, paarig angeordnet, im Schläfenlappen. Zunächst konnte man keinen Unterschied bei der emotionalen Verarbeitung zwischen Rauchern, die bis eine Stunde vor dem Test rauchen durften, und Nichtrauchern feststellen.

Das änderte sich bei den Rauchern, als man sie für zwölf Stunden auf Entzug setzten. Keinerlei Regung zeigte ihr Gehirn mehr, als man ihnen hiernach die Bilder mit den angsterfüllten Gesichtern präsentierte. Geradezu abgestumpft reagierten bei den Probanden das Furchtzentrum im Gehirn. „Das ist ein problematischer Befund", bestätigt Hurlemann. Furcht ist bekanntlich ein Trieb, den wir noch aus der Steinzeit in uns tragen. Angst soll Menschen in Gefahr schützen. Sie hilft uns, instinktiv zu handeln und nicht erst stundenlang mit uns zu diskutieren, wenn Gefahr im

Verzug ist. Bei einem Raucher auf Entzug scheint das Alarmzentrum im Gehirn aber nicht mehr auf Angst einflößende Reize zu reagieren.

Aus diesem bahnbrechenden Befund zieht die Forschung gleich mehrere Schlüsse. Raucher, die längere Zeit nicht rauchen, leben gefährlicher als Nichtraucher. Klar, denn sie sind auf Entzug weniger empfänglich für bedrohliche Reize aus ihrer direkten Umgebung. Abgesehen davon reagieren sie abgestumpft auch auf soziale Signale aus ihrer Umgebung, ganz besonders dann, wenn es um Angst geht. Logische Schlussfolgerung daraus: **Schockbilder haben auf Raucher kaum Wirkung**

Nur wenn sie rauchen, können die Süchtigen die Funktion ihres Angstzentrums im Gehirn aufrecht erhalten. Warum das so ist, darüber können die Wissenschaftler bisher nur spekulieren. „Es scheint so zu sein, dass sich das Gehirn von Rauchern auf einen bestimmten Spiegel von Nikotin eingestellt hat und nur bei entsprechender Zufuhr richtig funktioniert“, meint Hurlemann.

Die richtige Methode

Als ich mich mit einem erfolgreichen Nichtraucher-Coach zu einem Interview traf, erzählte er mir von einem Gespräch mit einem hartgesottenen Manager. Dieser Mann leitete einen Konzern. Jeden Tag traf er weitreichende Entscheidungen, er zog sämtliche Fäden, hatte alles unter Kontrolle. Nur eins nicht: Seine Nikotinsucht. Weil Rauchen aber mittlerweile in seinem Unternehmen als Inbegriff der Disziplinlosigkeit galt und es in der ganzen Firma verboten war zu rauchen mit Ausnahme eines Raucherraums, in dem sich eine Handvoll Angestellter traf, und noch dazu im Board of Directors Nichtraucher waren, zog sich dieser Mann zum Rauchen still und heimlich zurück. Er, der für die Anderen so etwas wie „ein hohes Tier“ war, zermarterte sich innerlich, weil er sich willensschwach fühlte, nicht Herr seiner selbst, und weil er es einfach nicht abstellen konnte, obwohl er es doch wollte. Die Sitzungen mit dem Nichtraucher-Coach waren stets gehalten wie ein konspiratives Treffen, niemand durfte wissen, warum er sich mit ihm traf. „Ich schaffe es einfach nicht mit dem Rauchen aufzuhören", brachte der Mann es auf den Punkt.

„Stellen Sie sich vor, Sie befinden sich in einem Hochhaus. Sie sind allein in einer Wohnung im dritten Stock und es brennt. Das Feuer hat bereits alles erfasst, es brennt lichterloh. Eine unerträgliche Hitze, rasend schnell kommt das Feuer näher, der Weg zur Tür ist durch lodernde Flammen versperrt. Was machen Sie?"

Bitte nehmen Sie sich einen Augenblick Zeit und beantworten Sie die Frage für sich selbst.

Der Manager zuckt mit den Schultern. „Gibt es einen Balkon?" Der Coach nickt. „Ja, den gibt es. Was tun Sie?" „Ich rette mich auf den Balkon."

„Gute Idee. Die Flammen rücken näher. Bald werden sie auch den Balkon erreichen. Sie schauen runter. Da ist nur der Asphalt. Kein Mensch weit und breit zu sehen, keine Feuerwehr. Wenn Sie springen, wird das vielleicht Ihr Tod sein. Wenn Sie bleiben, wird das ganz sicher Ihr Tod sein. Also, was tun Sie?"

„Ich werde bestimmt keine Zigarette rauchen, wenn Sie das meinen."

Der Coach lacht. „Das glaube ich Ihnen. Springen Sie vom Balkon? Oder warten Sie bis zur letzten Sekunde, weil Sie hoffen, dass da unten doch noch die Feuerwehr mit einem Sprungtuch auftaucht?"

Achselzuckend antwortet der Manager. „Wahrscheinlich. Ich war noch nie in einer solchen Situation. Ehrlich gesagt weiß ich nicht, was ich tun würde. Aber mit an Sicherheit grenzender Wahrscheinlichkeit würde ich erst springen, wenn es nicht mehr anders geht."

„Wissen Sie, wann Sie springen würden? In der letzten Sekunde. Wenn Ihre Kleider bereits in Flammen stehen. Genau so funktionieren Zigaretten. Sie hebeln das Angstzentrum aus. Der Raucher raucht so lange, bis ein Arzt ihm sagt, wenn Sie jetzt nicht aufhören mit dem Nikotin, dann sterben Sie. Erst dann hört ein Raucher auf."

Der Raucher wartet so lange, bis es nicht mehr anders geht, bis die Flammen ihn auffressen oder der Arzt sagt: „Aufhören und zwar sofort." Erst dann springt der Raucher – erst dann entzieht er sich der Sucht.

Oh, werden Sie jetzt vielleicht denken, dann schaffe ich es wohl nie. Denn Sie gehen natürlich davon aus, dass Sie niemals in eine solche Situation kommen werden. Vielleicht haben Sie es schon einmal versucht oder gleich mehrfach. Und immer sind Sie rückfällig geworden.

Dann haben Sie vielleicht die falsche Methode angewandt.

Auf die richtige Methode kommt es an

In Duisburg gab es bis vor einiger Zeit ein Museum für Kinder. Physik zum Anfassen, ein spannendes Konzept, nicht nur für Kinder. Vor einigen Jahren war ich dort, zusammen mit meinen Männern, dem großen und dem kleinen. Während unser damals neunjähriger

Sohn sich mit dem Brückenbauen beschäftigte, standen der beste Mann von allen und ich an einem Tisch, wo eine Kugel aus vielen Holzteilen zusammengebaut werden sollte.

Aus meinem Tagebuch:

Es war eine Art dreidimensionales Puzzle. Eindeutig für Erwachsene, dachte ich, und versuchte mich daran. Die Teile waren alle vorgeformt, also sollte es doch wohl nicht so schwierig sein, sie zusammenzusetzen. Ich probierte also herum, setzte das Teil zum nächsten, das andere zum einen, doch so sehr ich mich auch bemühte, es wollte nicht so recht fluppen. Entweder hatte ich Löcher in der Kugel oder es stippte etwas über die Oberfläche, oder die Teile ließen sich nicht durch Löcher schieben, wo sie doch eigentlich durch sollten. Mein Mann schaute sich das alles an, ohne es zu kommentieren. Ich gab es auf. Ebenso der graumelierte Herr nach mir und das Mädchen danach. Ein kleiner Junge versuchte es, kam auch nicht weiter, eine ältere Dame hatte ihre geregelte Not, dann kam ein vielleicht sechzehnjähriger

Teenager mit Akneproblemen. Er probierte ... und resignierte. „Zu früh aufgegeben", murmelte mein Mann, nahm das Teil in die Hand, zerlegte es in alle Einzelteile und baute es in weniger als einer Minute zusammen zur formschönen Kugel. „Wie hast du das gemacht?", fragte ich ihn, nachdem ich mich von meiner Sprachlosigkeit erholt hatte. „Zugeguckt." Ich schnappte nach Luft. „Aber die anderen sind kläglich gescheitert!" Er nickte. „Eben. Also kann ich diese Fehler doch schon mal vermeiden. Verstehst du, was ich meine? Es ist kinderleicht, wenn du weißt, wie es funktioniert. Es kommt nur auf die richtige Methode an."

Was passiert, wenn Sie heute mit dem Rauchen aufhören?

Was glauben Sie? Stecken Sie sich erst mal eine Zigarette an und denken Sie in Ruhe darüber nach. Übrigens, es dauert ungefähr acht Sekunden, ehe die Inhaltsstoffe der Kippen in Ihrem Körper zu wirken beginnen. Ihre Hände und Füße werden kalt, spüren Sie mal genau hin. Das liegt am Nikotin, es verengt die Blutgefäße. Ihr Blutdruck und der Puls werden steigen.

Und noch etwas geschieht. Für einen kurzen Moment werden Sie sich ein kleines bisschen wohler fühlen. Dafür verantwortlich ist ein Glückshormon, das ausgeschüttet wird, weil Ihr Körper endlich das bekommt, wonach er verlangt: eine Zigarette. Doch wehe, wenn sie erloschen. Schon zwanzig Minuten später haben Sich alle Werte wieder normalisiert, die Wirkung verpufft. Was tun Sie also? Sie stecken sich die nächste Zigarette an. Sofern Sie nicht beschließen, dass das Ihre letzte Kippe war.

Wenn Sie heute mit dem Rauchen aufhören, haben Sie in einem Jahr Ihre Lungenfunktion um 30 % verbessert, Ihr Herzinfarktrisiko halbiert und ganz nebenbei über 1000 Euro gespart. Schon nach wenigen Tagen fühlen Sie sich fitter, Husten und Räuspern verschwinden spurlos und endlich lässt die Angst vor Krebs Sie aus den Klauen.

Ihr Körper wird sich erstaunlich schnell erholen nach der letzten Zigarette. Schon nach acht Stunden sinkt der Kohlenmonoxidspiegel im Blut, Ihre Organe werden mit mehr Sauerstoff versorgt und Sie fühlen sich fitter. Das Atmen wird Ihnen viel leichter fallen, denn Ihre Lunge beginnt sich zu regenerieren. Sie werden eventuell mehr husten als sonst, aber nur, um den Schleim loszuwerden. Schadstoffe werden ausgeschieden. Sie werden andere Gerüche wahrnehmen, das Essen steckt voller Aromen, denn Ihr Geschmackssinn und der Geruchssinn erfahren eine Wiederbelebung. Sie werden sich nicht nur besser fühlen, sondern Sie werden auch besser aussehen. Vielleicht sind Ihre Finger nicht gelb, denn Sie rauchen Filterzigaretten und keine Selbstgedrehten. Die gelbliche Verfärbung Ihrer Zähne wird verschwinden. Ihre Haare, Ihre Lieblingskleider und Ihr Heim werden nicht mehr nach Rauch stinken. Sie müssen keine kalten Zigarettenstummel mehr aus vollen Aschenbechern entfernen. Sie werden leistungsfähiger sein. Denn Sie schlafen besser und fühlen sich wohl.

Von der ersten Minute an ...

Von der ersten Minute an, tun Sie Ihrem Körper etwas Gutes, wenn Sie auf das Rauchen verzichten.

Nach acht Stunden ...

... hat sich der Sauerstoffgehalt im Blut verbessert

Nach 24 Stunden ...

... hat sich das Herzinfarktrisiko verringert

Am dritten rauchfreien Tag ...

... verbessern sich Geruchs- und Geschmackssinn

Nach einigen Wochen ...

... steigt Ihrer Lungenfunktion um 30 %, Ihr Blutkreislauf stabilisiert sich

Nach einigen Monaten ...

... haben Sie freie Atemwege, vorbei die Zeit des Räusperns und Hustens. Ihre Haut wird strahlend schön, Ihre Kondition viel besser.

Nach einem halben Jahr ...

... hat sich das Risiko einen Herzinfarkt zu bekommen um 50 % reduziert.

Nach zehn Jahren ...

... beginnt dann auch das Risiko, an Lungenkrebs zu erkranken, zu sinken.

Wenn Sie Raucherin sind und ein Kind bekommen möchten, ist das vielleicht interessant für Sie:

- Nicht-Raucherinnen werden schneller schwanger, denn sie sind fruchtbarer sind
- Der Fötus raucht mit! Das Risiko für Missbildungen des Babys ist bei einer schwangeren Raucherin höher als bei Nichtraucherinnen

- Durch die Minderdurchblutung wird Ihr Baby nur mangelnd ernährt, wenn Sie rauchen. Die Folge: Raucher-Babies wiegen im Durchschnitt etwa 100-300g weniger.
- Die Zahl der Frühgeburten vor der 33. Woche steigt durch Rauchen um 60%, später um 20%.
- Angeborene Herzfehler werden in direkten Zusammenhang mit dem Rauchen gebracht.
- Raucherinnen erleiden doppelt bis dreifach häufiger eine Fehlgeburt. Auch Totgeburten sind leider oft eine Folge des Rauchens während der Schwangerschaft.

Rund 4800 Stoffe befinden sich neben Nikotin im Zigarettenrauch, davon stehen mehr als 70 unter Verdacht, Krebs zu verursachen. Teerstoffe, Benzol, Chrom und Arsen, Blei, radioaktives Pollonium, Stickoxide, Blausäure und Dioxin (letzteres haben Sie bestimmt im Zusammenhang mit Seveso noch in Erinnerung) – das und noch viel mehr steckt in einer einzigen harmlos wirkenden Zigarette.

Wenn Sie gern Mentholzigaretten rauchen, weil sie so leicht und „gesund" schmecken, dann nehmen Sie sich meine Bitte zu Herzen: Lassen Sie es. Menthol verhindert den Husten- und Schmerzreiz. Mentholzigaretten hat man ganz sicher auch für Kinder entwickelt, damit sie den Zigarettenrauch tiefer in die Lunge inhalieren können, denn nur das macht süchtig. Auf diese Weise verstärken sie also die suchtmachende Wirkung von Zigaretten. Schlimmer noch, bei der Verbrennung wandelt sich das Menthol um und greift die Schleimhäute an.

Wenn Sie noch ein bisschen in die Tiefe gehen wollen, zum Beispiel, was alles im Zigarettenrauch ist, den Sie einatmen, dann schauen Sie mal hier: www.lungenaerzte-im-netz.de

Seien Sie aber nicht erschreckt, wenn Sie lesen, dass Zigaretten und Alkohol eine besonders tückische

Kombination darstellen. Aus meinen Raucherzeiten kenne ich das sehr gut: Das Glas Wein schmeckte besonders gut zur Zigarette. Ich habe das als gesellig empfunden. Die Zigarette schmeckte mir mit einem Weinchen immer besser als ohne. Hätte ich damals gewusst, dass ich mit dieser Kombi dafür sorge, dass die krebserregenden Stoffe noch rascher in mein Blut geraten, hätte ich vielleicht eins von beiden weggelassen. Alkohol wirkt als Lösungsmittel und setzt die besonders krebserregenden Inhaltsstoffe im Rauch frei, die dann noch schneller in den menschlichen Organismus geraten.

Ich lasse diese Zeilen gerade noch einmal auf mich wirken. Wissen Sie was? Ich muss mich revidieren. Selbst, wenn ich mir dessen damals bewusst gewesen wäre, ich fürchte, ich hätte, diese Bedenken zerstreut mit „Was soll's? Man lebt nur einmal“, oder ähnlich blödem Gewäsch. Ich bin wütend, wenn ich darüber nachdenke, wie lange ich in der Illusion lebte, dass Rauchen schon nicht so schlimm sein würde. Dass es mich nicht treffen würde. Dass schließlich auch

Nichtraucher Krebs bekommen. Dass es bestimmt schwierig sein würde, mit dem Rauchen aufzuhören. Dass Rauchen schön sei. Oh Mann, was war ich verblendet!

Aber jetzt kommt der Clou an der Sache: Mit jedem Tag erholen sich ihre nikotingepeinigten Blutgefäße. Haben Sie schon einmal beobachtet, dass die meisten Raucher über 40 auch ohne Zigarette zwischen den Fingern erkennbar sind? Sie haben in der Regel einen fahlen Teint.

Hören Sie mit dem Rauchen auf, verschwinden die Fältchen, Ihre Haut wird frischer, Sie bekommen wieder einen rosigen Teint. Die Lungenfunktion wird sich um bis zu einem Drittel verbessern, der lästige Raucherhusten verschwindet und endlich können Sie wieder Treppen steigen, ohne aus der Puste zu kommen. Die Gefahr, einen Schlaganfall oder einen Herzinfarkt zu bekommen, wird sich in einer Zeit bis zu zwei Jahren um die Hälfte reduzieren und nach fünf bis zehn Jahren ist das Risiko auf dem Niveau eines Nichtrauchers. Das Risiko Lungenkrebs zu bekommen hat sich in dieser Phase um die Hälfte reduziert. Verstehen Sie, worauf ich hinaus will?

Es lohnt sich immer, mit dem Rauchen aufzuhören. Sie verlängern nicht nur Ihr Leben. Sie werden es auch gesünder, fitter und schöner verbringen. Und das wird man Ihnen ansehen.

Teil 2

Die größten Irrtümer rund ums Rauchen

Lassen Sie uns Schluss machen mit den größten Irrtümern rund ums Rauchen.

Irrtum: Zigaretten schmecken gut.

Unsinn. Dann dürften Sie Zigaretten nicht inhalieren, sondern nur paffen. Nur im Mund und im Nasenraum befinden sich unsere Geschmacksnerven, nicht in der Lunge, dort können wir nicht schmecken. Wenn Sie noch rauchen, machen Sie den Test: Lassen Sie den Qualm 30 Sekunden lang im Mund. Eklig, oder?

Irrtum: „Kein Problem, ich kann jederzeit aufhören."

Sie haben bewiesen, dass das bisher nicht ganz funktioniert hat. Die Angst vor den Konsequenzen lähmt Raucher, den Vorsatz umzusetzen.

Irrtum: Rauchen beruhigt mich

Raucher werden während des Rauchens ruhiger, aber nur, weil sie zuvor an Entzugserscheinungen gelitten haben. Der Effekt hält nur so lange an, bis ihr Körper die nächste Zigarette verlangt. Der beruhigende Effekt ist also nichts weiter als eine Begleiterscheinung der Sucht. Wenn ein Nichtraucher eine Zigarette raucht, bekommt er Kopfschmerzen.

Irrtum: Ich kann mich besser konzentrieren, wenn ich rauche

Sie könnten sich noch viel besser konzentrieren, wenn Sie nicht ständig Ihr Suchtproblem lösen müssten. Fakt ist, Ihr Körper gerät in Alarmbereitschaft, während Sie rauchen. Der Blutdruck und die Herzfrequenz werden erhöht, dieser aufputschende Effekt wird vom Raucher als verbesserte Konzentrationsfähigkeit wahrgenommen. Doch schon kurze Zeit nach dem Ausdrücken des Zigarettenstummels lässt dieser Zustand nach und der Eintritt des Entzugs wird dafür sorgen, dass er schon bald zur nächsten Zigarette greifen wird.

Irrtum: Wer aufhört, nimmt an Gewicht zu.

Das muss nicht sein. Dass viele Ex-Raucher zwischen 2 bis 4 Kilo in den ersten vier Wochen zunehmen nach der letzten Zigarette, hängt mit dem gesunkenen Kalorienbedarf zusammen, dem man mit Sport entgegensteuern kann. Die Gewichtszunahme hängt auch mit den vielen Süßigkeiten zusammen, die Sie in sich hinein stopfen, um zu kompensieren. Der Drang nach Süßem kommt nicht von ungefähr: Zigaretten enthalten Zucker! Die Zigarettenindustrie hat das ganz bewusst so angelegt, um vor allem Frauen daran zu hindern, mit dem Rauchen wieder aufzuhören. Lässt man Zigaretten weg, wird man folglich Lust auf Süßes verspüren. Keine Sorge! Sie wissen ja jetzt Bescheid und arbeiten dagegen. Und zwar mit Salzstangen, Schlangengurken, Knabbergemüse und Obst.

Irrtum: Warnhinweise und Horrorbilder schrecken ab

Quatsch. Wenn Sie bis hierher aufmerksam gelesen haben, wissen Sie, dass Schreckensszenarien und Sätze wie „Raucher sterben früher" bei Rauchern keine Wirkung erzielen. Im Gegenteil. Entweder rauchen sie aus Trotz erst recht, oder um sich zu beruhigen. Die wirklich schrecklichen Fotos setzen Raucher nämlich unter Stress. Und was tun Raucher, um sich zu beruhigen? Richtig, sie rauchen.

Irrtum: Wer ab und zu mal eine Zigarette zu rauchen, lebt nicht ungesund

Stimmt so nicht. Wer tatsächlich nur hin und wieder mal raucht – wir kennen sie alle, die „Gelegenheitsraucher", die immer ohne eigene Zigaretten unterwegs sind und andere Raucher „anschnorren", lebt tatsächlich gesünder als der Kettenraucher. Dennoch muss auch der Gelegenheitsraucher einen ständigen inneren Kampf mit sich führen, um nicht zum dauerhaften Raucher zu werden. Er ist also dauernd in Gefahr, der Sucht noch stärker zu verfallen und zum stärkeren Raucher zu werden. Denn der Körper gewöhnt sich an geringe Dosen, will mehr davon, um den aufputschenden Effekt zu bekommen. Letztlich schädigt auch der Gelegenheitskonsum den Körper: Das Risiko an Krebs zu erkranken, steigt erheblich, die Atemwege werden stark gereizt.

Irrtum: Wer aufhört, kriegt trotzdem eher einen Herzinfarkt.

Nicht jeder, der raucht oder geraucht hat, erleidet einen Herzinfarkt. Indes, Raucher sind stärker gefährdet als Nichtraucher. Die Gefahr, einen Schlaganfall oder einen Herzinfarkt zu bekommen, wird sich in einer Zeit bis zu zwei Jahren um die Hälfte reduzieren und nach fünf bis zehn Jahren ist das Risiko auf dem Niveau eines Nichtrauchers.

Irrtum: Leichte und nikotinarme Zigaretten sind gesünder

Mitnichten. Haben Sie schon bemerkt, dass es keine „light"-Zigaretten mehr gibt? Diese Bezeichnung ist für Zigaretten verboten worden ebenso wie der Hinweis

„mild“. Es hatte lange gedauert, aber letztlich konnte man nicht mehr umhin zu erkennen, dass der menschliche Körper nun mal das zu sich nehmen will, was er gewohnt ist. Raucher, die von starken Zigaretten auf „leichte“ umgestiegen sind, haben tiefer inhaliert oder mehr geraucht, um die bisher gewohnte Nikotinzufuhr zu gewährleisten. Natürlich geschieht dies nicht bewusst. Aus diesem Grund wurden die Bezeichnungen verboten. So viel Selbstbestimmung muss sein.

Irrtum: Menthol-Zigaretten sind gesünder

Stimmt nicht. Mentholzigaretten enthalten schmerzlindernde Substanzen und Hustenblocker. So kann der Rauch noch stärker in die Lunge gesogen werden. Um diesen suchtmachenden Effekt zu erzielen, ist Menthol in geringen Dosen in allen Zigaretten vorhanden. Damit auch Kinder und Jugendliche schon früh mit dem Rauchen beginnen können und Erwachsene mit angeschlagener Gesundheit – durch die Hustenblocker in den

Zigaretten merken sie zunächst nicht, wie sehr sie sich schaden.

Irrtum: Shisha-Rauchen ist ungefährlich

Im Gegenteil. Durch den kalten Rauch gelangen Blei, Cadmium und andere Schwermetalle wie Chrom und Nickel schneller in die Lunge. Der Shisha-Raucher nimmt noch größere Mengen an Kohlenmonoxid auf. Die irreführende Bezeichnung von Wasserpfeifentabak „enthält 0 % (oder 0 g) Teer" erzählt nur die halbe Wahrheit. Teer wird nämlich beim Shisha-Rauchen trotzdem inhaliert, durch die Wasserpfeifenkohle.

Irrtum: Rauchen entspannt mich

Wer wird denn da gleich in die Luft gehen? Kennen Sie noch das HB-Männchen aus dem TV-Spot? Die Jüngeren unter Ihnen werden damit nichts anzufangen wissen, Zigarettenwerbung ist ja mittlerweile verboten. In dem Werbespot regte sich jemand ganz fürchterlich auf. Aus dem Off eine Stimme: „Wer wird denn gleich in die Luft gehen?" Das Männlein greift zur Zigarette und beruhigt sich augenblicklich. Rauchern greifen zwar in Stress-Situationen wie in anderen zur Zigarette, tatsächlich erfahren sie aber den beruhigenden Effekt nicht. Kein Wunder, es gibt ihn ja auch nicht. „Oh je, jetzt brauche ich erst mal eine Zigarette, um mich zu beruhigen", diese Einbildung der Soforthilfe hängt vermutlich damit zusammen, dass der Raucher vorher Entzugserscheinungen hatte.

Wenn ein Raucher nicht rauchen kann, gerät er nämlich unter Anspannung. Er hat „Schmacht". Sobald er raucht, lösen sich die Entzugserscheinungen wieder auf und er fühlt sich entspannt. Doch allzu rasch lässt diese Wirkung nach und er gerät erneut in die Teufelsmühle. Entzugserscheinungen wie Nervosität, Kopfschmerzen, Gereiztheit treten auf. Individuell verschieden ist der Zeitpunkt: Bei dem einen dauert es 20 Minuten, bei dem anderen 2 Stunden. Waren Sie schon jemals in einem Flugzeug auf einer Langstrecke? Steckten Sie schon mal in einer rauchfreien Umgebung über Stunden fest ohne die

Möglichkeit, eine kleine Zigarettenpause zu machen? Dann wissen Sie, was ich meine.

Irrtum: Paffen macht nix

Blanker Unsinn. Natürlich kann auch durch Paffen Lungenkrebs entstehen. Ebenso durch passives Rauchen. Über die Mundschleimhaut werden die Giftstoffe aufgenommen und geraten so in den Körper.

Irrtum: Wer die Pille nimmt, darf ruhig rauchen

Gefährlicher Unsinn. Auch die heutigen Anti-Baby-Pillen schließen an und für sich das Rauchen aus. Durch Rauchen und die Einnahme der Pille besteht erhöhte Thrombosegefahr und das Risiko an Brustkrebs zu erkranken. Auch dürfen in diesem Zusammenhang die Nebenwirkungen der Pille nicht unterschätzt werden.

Irrtum: Alles nur Panikmache. So schlimm ist Rauchen auch nicht

4800 verschiedene schädliche Substanzen atmen Sie mit jeder Zigarette ein, darunter Kohlenmonoxid, Blei, Cadmium, Benzol, Dioxin, Blausäure. Reicht das?

Irrtum: Für mich ist es zu spät aufzuhören

Es ist nie zu spät aufzuhören, wie der Krebsinformationsdienst in seiner Studie belegt. Studien belegen bei rund 900.000 Teilnehmern eine fast doppelt so hohe Sterblichkeit bei Rauchern im Vergleich zu Nichtrauchern. Die Mortalitätsrate bei ehemaligen Rauchern war um ein Drittel erhöht. Hierzu der Studienleiter Professor Herrmann Brenner, Leiter der Abteilung Klinische Epidemiologie und Alternsforschung am Deutschen Krebsforschungszentrum.

„Dabei zeigte sich, dass sich das Risiko umso stärker reduzierte, je länger der Rauchstopp zurück lag." Viele ältere Raucher gehen fälschlicherweise davon aus, dass es für sie ohnehin zu spät sei, um von einem

Rauchstopp zu profitieren. Für Herrmann Brenner zeigen die Ergebnisse der vorliegenden Studie das genaue Gegenteil: „Es lohnt sich in jedem Alter, mit dem Rauchen aufzuhören!“

Irrtum: Besser nach und nach aufhören, als von heute auf morgen

Wer Stück für Stück aufhören will, diskutiert das Thema mit sich selbst nur noch länger. Und zwar jeden Tag aufs Neue. Das funktioniert in den seltensten Fällen, weil man in jede Gewohnheitsfalle hineintappt. Und setzen Sie Ihre Mitmenschen nicht unter Druck. Erwarten Sie nicht, dass Sie Fans finden unter den Rauchern – Sie werden sie vermutlich von Ihrer Idee, aufzuhören, nicht auf Anhieb überzeugen können. Egal! Sie schaffen das auch allein.

Leichter ist es so: Entscheidung treffen. Umsetzen. Von jetzt auf gleich. Worauf warten Sie?

Aus meinem Tagebuch:

Mit oder ohne Unterstützung. Ich ziehe es jetzt durch.

Die ersten drei Tage würden schwer werden, so hatte man es mir prophezeit. Mich schreckte das nicht ab. Vielmehr machte ich mir Gedanken darüber, wie ich es schaffen sollte, nicht zuzunehmen? Keine fettfreien Gummibärchen, keine zuckerfreien Bonbons – sie halten nicht, was sie versprechen. Als ich meine Entscheidung gefällt hatte, rauchte ich meine letzte Zigarette, wie gut, dass die Schachtel endlich leer war … und machte einen Schlenker zum nächsten Supermarkt. Schlangengurken und Salzstangen, Gemüse und Obst, Wasser mit und ohne Apfelaroma, wie von Sinnen kaufte ich ein, und man hätte gut meinen können, ich hätte eine Großfamilie zu versorgen. Zuhause eingetroffen berichtete ich haarklein, was ich mir dabei gedacht hatte, warum ich von heute auf morgen aufhören wollte mit dem Rauchen. Endlich könne ich wieder klar sehen, strahlte ich, und in meiner Euphorie ließ ich mich dazu hinreißen, ein Bild von mir, der werdenden

Nichtraucherin, in schillernden Farben zu zeichnen. Aufmerksam folgte der tollste Mann von allen meinen Ausführungen, runzelte für den Hauch einer Sekunde die Stirn. Ich war nicht zu bremsen. Mein Entschluss stehe fest, sagte ich, und „es wäre schön, wenn wir daraus ein gemeinsames Projekt machten." Stille. „Natürlich ist es deine Entscheidung", fügte ich hinzu. Der tollste Mann von allen hat Witz, Geist und Verstand, er ist jemand, der für alle meine Ideen zu haben ist. Normalerweise. Diesmal aber reagierte er ... nun ja, verhalten.

„Dürfte ich vielleicht noch etwas darüber nachdenken?" Er zündete sich eine Zigarette an. Da begriff ich. Du bist, was du tust. Nicht reden, einfach machen. Wenn es meine Entscheidung ist, nicht mehr zu rauchen, dann würde ich es fortan einfach lassen. Mit oder ohne seine Begleitung. Jeder hat die Wahl. Immer.

Sie sind mir bis hierher gefolgt. Respekt. Rauchen Sie noch? Falls ja, zünden Sie sich ruhig noch eine an. Für das, was Sie jetzt lesen werden, brauchen Sie ein starkes Nervenkostüm. Ich habe Ihnen ja schon zu Anfang gesagt, es braucht nicht viel, um aufzuhören. Sie können von jetzt auf gleich aufhören. In der Praxis geraten Raucher allerdings nicht einfach so zu diesem Punkt, dass sie aufhören wollen. Sie brauchen jede Menge Informationen, oder eine schockierende Nachricht à la: Wenn Sie jetzt nicht aufhören, werden Sie sterben, damit sie tief durchatmen und sagen: Okay, ich hab' die Nase voll. Ich höre auf zu rauchen.

Was bekommen Sie als Raucherin nicht alles zu hören und zu lesen. Dass Rauchen Krebs verursacht, wissen Sie schon lange. Wenn es nur eine Handvoll glasklarer Fakten rund ums Rauchen und einige abschreckende Fotos bräuchte, sagen wir mal von Kehlkopfkrebs-Patienten oder schwarzgefärbten Raucherbeinen, würde Ihnen das helfen aufzuhören? Die Antwort ist ebenso simpel wie entmutigend. Nein. Vielleicht bringt es Sie zum Nachdenken oder zu dem Vorhaben, künftig weniger zu rauchen, aber gleich aufhören? Dazu gehört schon etwas mehr, oder?

Ich werde Ihnen noch ein bisschen mehr verraten über diese Kur, die ich damals gemacht habe. Vor rund 14 Jahren war ich in Kur aufgrund einer akuten Erkrankung der Atemwege. Mein Sohn war damals drei Jahre alt und durfte mich begleiten. Ich war zwar wieder Raucherin, aber mitnichten wäre es mir in den Sinn gekommen, meine fiependen Bronchien und den dauernden Husten damit in Verbindung zu bringen.

Die Kurleitung war rigoros. Wer es nicht innerhalb der ersten zehn Tage versuchte, mit dem Rauchen aufzuhören, war hier fehl am Platz und nicht gewünscht. Am ersten Tag gleich nach dem Joggen im Wald hockte ich, während mein Sohn in der Kinderbetreuung war, von dichten Büschen vor neugierigen Blicken geschützt auf einer Bank und rauchte. Die zahlreichen zertretenen Zigarettenstummel auf dem Waldboden ließen darauf schließen, dass hier auch schon andere heimlich rauchende Kurgäste gesessen hatten. Ich überlegte, wie ich es schaffen könnte, die Kurzeit, die mir ja auch zur Erholung zugutekommen sollte, rauchend zu überstehen. Einerseits wollte ich diese Auszeit, andererseits hatte ich nicht vor, mir von den besserwisserischen Ärzten Vorschriften machen zu lassen. „Man fühlt sich hier wie im Knast“, jammerte ich am Telefon. „Die haben sogar Rauchmelder im Zimmer und kontrollieren mit seltsamen Geräten den Atem. Wenn die rauskriegen, dass ich geraucht habe, fliege ich hier raus.“

Diese Bevormundung lasse ich mir nicht gefallen, dachte ich. Trotzig wie ein Kleinkind schwelgte ich weiter meinem „Laster“. Abends, wenn mein Kleiner schlief wie ein Engel, verdrückte ich mich ins Bad, dem einzigen Raum ohne Rauchmelder und pustete den blauen Dunst in die nachtklare Luft aus dem geöffneten Fenster.

Am nächsten Morgen im Frühstücksraum traf ich die anderen Kurgäste. Es waren größtenteils Leute in meinem Alter oder jünger. Manche hatten Abdrücke im Gesicht von Geräten, die sie nachts mit Sauerstoff versorgten, weil sie unter akuter Atemnot litten. Ich erfuhr viel über Lungenerkrankungen in diesen Tagen, von manchen hatte ich noch nie zuvor gehört. Von anderen wie Lungenkrebs hingegen schon. Für mich war es ein Schock zu sehen, dass so viele junge Menschen davon betroffen waren. Einige der Gäste lernte ich näher kennen, darunter auch Karsten.

Karsten hatte mit elf Jahren zu rauchen begonnen. Er hatte erst vor kurzem mit dem Rauchen aufgehört. „Zu spät", sagte er, zuckte mit den Achseln, und sprach über die Unheilbarkeit seiner Erkrankung, die er dem Rauchen zuschrieb. Über die unschönen Details seiner Erkrankung will ich hier gar nicht weiter schreiben, denn Sie kennen Karsten nicht, und das tut ja auch nichts zur Sache. Aber vielleicht können Sie nachvollziehen, wie lächerlich mir mein Husten vorkam angesichts dieses geballten Elends. Ich hatte fast schon ein schlechtes Gewissen, anderen Patienten den Kurplatz wegzunehmen, die ihn vielleicht nötiger gehabt hätten als ich. Und ich begann, das kompromisslose Vorgehen der Kurleitung zu verstehen.

Wie deprimierend muss es sein für einen Arzt, der alles dafür tut, um das Leiden von Lungenkrebspatienten zu mindern, und gleichzeitig soll er zusehen, wie die Gäste alles dafür tun, ihren Gesundheitszustand mit Zigaretten weiter zu verschlechtern?

Ich hatte genug gesehen und gehört. Ich versuchte es mit Jogging, allen möglichen Entspannungsmethoden, gesunder Ernährung und bewusster Atmung. Beschloss ich, nur für die drei Wochen aufzuhören? Was glauben Sie? Ich wollte genau das, was Sie und alle anderen Raucher auch wollen. Wenn ich diesen Schritt schon gehe, dachte ich, dann für immer. Denn darüber sind wir uns hoffentlich im Klaren. Jeder Raucher, egal was er in der Öffentlichkeit behauptet, will, wenn er ans Aufhören denkt, nur eins: Dass er für immer, sein ganzes Leben lang vom Rauchen befreit ist.

Wenn Sie mich halbwegs richtig einschätzen können, wissen Sie, dass ich damals tatsächlich aufgehört habe zu rauchen. Tja, ich habe es ja schon zuvor gebeichtet. Ich wurde rückfällig, meine Karriere als

Nichtraucherin dauerte gerade mal ein halbes Jahr lang. Eine einzige Nacht, eine Party, ein Glas Wein, eine Zigarette, und ich war wieder mit dabei.

Wahrscheinlich haben auch Sie einen oder mehrere Versuche hinter sich, Nichtraucher zu werden. Das Nichtraucher werden ist nicht so schwer, höre ich oft, Nichtraucher zu bleiben hingegen schon. Früher, spätestens nach diesem erneuten gescheiterten Versuch, hätte ich genickt. Heute kenne ich eine andere Wahrheit.

Wenn Sie wissen, warum Sie rauchen, können Sie sich dagegen entscheiden. Wenn Sie die Stolpersteine kennen, die Sie rückfällig werden lassen, können Sie diese locker aus dem Weg räumen.

Denken Sie darüber nach, wenn Sie rückfällig geworden sind. Was hat Sie dazu bewogen, nach längerer Abstinenz doch wieder zur Zigarette greifen zu lassen?

Was war es? Eine Party, auf der Sie „dazugehören" wollten wie in Teenagerzeiten.

War es eine Stress-Situation, bei der Sie sich beruhigen wollten? Falls ja, hat es funktioniert? Wurden Sie ruhiger mit der Zigarette?

Wollten Sie abnehmen? Lachen Sie nicht. Viele Frauen führen das als Grund an. Hat es funktioniert?

Sie wurden verlassen und tranken zu viel. Dazu brauchte es Zigaretten. Okay. Aber die Sonne geht immer wieder von neuem auf. Haben Sie aufgehört, als es Ihnen besser ging? Nein?

Sie sind Gelegenheitsraucherin. Sorry, wenn ich hier die Männer außen vorlasse. Aber das Argument habe ich bisher nur von Frauen gehört. „Ich bin Gelegenheitsraucherin. Tagsüber rauche ich nicht. Abends meistens auch nicht. Nur auf Partys, zu einem Gläschen Wein, da rauche ich gern mal." Das dachte ich auch mal von mir. Komisch nur, dass ich dauernd dafür gesorgt habe, ein Glas Wein zu trinken. „Zu einem Wein, da gehört auch eine Zigarette“, war meine Schlussfolgerung. Falls Sie sich hier wiedererkennen, lassen Sie es sich gesagt sein: Das funktioniert nicht. Und wenn doch, dann nur, weil Sie den starken Willen haben, eigentlich nicht zu rauchen. In Wahrheit aber fechten Sie ununterbrochen mit sich selbst. Unbewusst kämpfen Sie ständig gegen den Drang an, zu rauchen.

Es ist nur eine Frage der Zeit, bis sich der Suchtmechanismus weiter verstärkt. Ihr Mengengedächtnis weiß nämlich sehr genau, wie viele Zigaretten Sie eigentlich brauchen. Und glauben Sie mir, es ist nicht nur die eine Zigarette oder die fünf, die Sie üblicherweise an einem solchen Abend rauchen.

Es gibt noch eine Handvoll mehr Ansätze, warum Menschen rückfällig werden. Hören Sie auf sich zu grämen oder gar zu schämen. Meine Güte, was habe ich mich vor mir selbst geschämt. Ich war nicht stark genug. Ich bin eine willensschwache Person, beschimpfte ich mich. Keine Disziplin. Vergessen Sie nicht, ich bin Mutter. Ich bin mir meiner Vorbildfunktion schon auch bewusst. Ich wollte nicht für mein Kind, dass er eine Mutter hat, die raucht. Heute bin ich glücklich sagen zu können: Ich muss nicht mehr rückfällig werden. Bitte, falls Sie jetzt nicht rauchen, stecken Sie sich ruhig eine an. Sie brauchen jetzt Ihre volle Konzentration, denn das, was jetzt kommt, ist eine der wichtigsten Erkenntnisse:

Ich weiß, die eine Zigarette auf der Party nach jahrelanger Abstinenz – die funktioniert nicht. Gelegenheitsraucherin zu sein, die Rechnung geht nicht auf. Selbst, wenn ich Jahrzehnte nicht mehr geraucht habe, kann diese eine einzige Zigarette auf einer Party mich wieder zur Raucherin machen.

Auch nach so einer langen Zeit ist in meinem Gehirn gespeichert, wie viele Zigaretten ich einst in der Regel geraucht habe. Ich bin nicht mit einer Schachtel in der Woche ausgekommen. Ich habe mir fast jeden zweiten Tag eine neue gekauft. Genau das ist in meinem Kopf, bewusst und auch unbewusst, als

Information gespeichert wie auf einer Festplatte im Computer. Rauche ich also nach vielen Jahren doch wieder, wird das abgerufen wie auf Knopfdruck. Und sofort beginnt die Suchtmechanismusmaschine in mir zu arbeiten. Und lässt mich zur nächsten Kippe greifen, denn die erste – seien wir doch mal ehrlich, schmeckte widerlich. Also rauche ich die Zweite, auch sie sorgt für Ekel und Schwindel. Die dritte Zigarette „schmeckt" schon etwas besser, die vierte passt zum Sekt. Noch bevor die Sonne wieder aufgeht, habe ich geraucht als gäbe es kein Morgen mehr. Und ich wiege mich in der Gewissheit, morgen wieder aufzuhören. Was nicht passieren wird, das wissen Sie und ich.

Was denn, höre ich Sie, ich werde mich Jahre lang damit herumplagen und gegen den Drang ankämpfen müssen? Keep cool. So schlimm ist es nicht. Die ersten Tage gilt es durchzuhalten. Danach kann es immer mal vorkommen, dass Sie rauchen wollen. Aber weil Sie ja wissen, dass diese eine Zigarette alles zunichte macht, was Sie bisher erreicht haben, zucken Sie mit den Achseln und lassen es einfach. That's it. Mehr nicht.

Genau das wünsche ich mir für Sie. Wenn Sie dieses Buch zuklappen und sagen, okay, jetzt höre ich auf, dann will ich, dass Sie nicht ins Leere tappen. Sie werden gewappnet sein. Sie kennen die Stolperfallen und werden Sie meiden. Sie werden einen anderen Blick auf die Dinge haben und ganz gelassen „Nein, Danke, ich rauche nicht" sagen können. Und insgeheim werden Sie ein bisschen Mitleid empfinden mit Menschen, die rauchen.

Ich hoffe, ich wiederhole mich nicht zu oft. Aber Sie wissen ja, wie das ist. Manchmal muss man die Dinge ein paar Mal hören oder lesen, um sie zu verstehen. Selektive Wahrnehmung, wir nehmen nur das auf, für das unsere Sinne geschärft sind. Daher muss ich es noch einmal ganz klar sagen: Blicken Sie Ihrer Sucht ins Auge. Erkennen Sie, welcher Illusion wir erliegen? Sie glauben, es ist schwierig aufzuhören. Sie denken, es ist schwer, nicht rückfällig zu werden. Das ist zugleich richtig und doch falsch. Es ist nur schwer aufzuhören und nicht wieder zu rauchen, wenn man es GLAUBT. Wenn Sie die volle Wahrheit erkannt haben, dann ist es so leicht wie Fahrradfahren oder Fingerschnippen. Wahrscheinlich schauen Sie jetzt noch mal nach: Wer ist eigentlich die Autorin, dass sie das so genau wissen will? Ist sie Nichtraucher-Coach oder Wissenschaftlerin? Fehlanzeige. Ja, bitte schön, was haben Sie denn hier für ein Buch gekauft? Na los, pfeffern Sie es in die Ecke!

Sie haben Recht, ich bin kein Nichtraucher-Coach. Ich bin nur eine von Ihnen. Eine, die Jahrzehnte lang geraucht hat. Die eine Hand voll Versuche hinter sich gebracht hat, mit dem Rauchen aufzuhören. Die immer wieder rückfällig geworden ist. Und die dann endlich den richtigen Weg gefunden hat. Der bis heute, viele Jahre schon, wunderbar funktioniert. Glücklicherweise bin ich in der beruflichen Position, den Dingen auf den Grund zu gehen. Ich habe mich mit Seminarleitern und Teilnehmern von

Entwöhnungskursen auseinandergesetzt, umfangreiche Dossiers gelesen und mich – aller Warnhinweise der Buchhändler zum Trotz – dazu entschlossen, dieses Buch zu schreiben. Natürlich gehört dazu, den Buchmarkt zu sondieren, da kommt man um einen Megaseller nicht umhin. Lassen Sie mich es einfach mal auf den Punkt bringen. Die Bücher von Allen Carr sind für viele Menschen ein Segen und auf seine Weise war Carr bahnbrechend. Zwischenzeitlich ist der Autor gestorben. Seither hat sich viel getan in der Nikotin- und Suchtforschung.

Aber nun genug geplaudert. Ich möchte, dass Sie sich den folgenden Satz auf der Zunge zergehen lassen.

Sie müssen NICHT nikotinsüchtig sein.

Sie haben ganz richtig gelesen. Wenn Sie es nicht wünschen, dann müssen nicht süchtig sein nach Nikotin. Sie brauchen es nicht.

Haben Sie eine Vorstellung, wie lange es braucht, bis Nikotin von Ihrem Körper wieder abgebaut ist? Na? Schätzen Sie mal. Wir sprechen über den Moment der völligen Nikotin-Abwesenheit in Ihrem Körper. Da ist nichts mehr, keine Spur. Na, was meinen Sie? Wie lange braucht das wohl? Sind Sie bei Tagen, Wochen, Monaten oder Jahren? Oder Jahrzehnten?

Die folgende Erkenntnis hat mich zur Schnappatmung gebracht: 48 Stunden, länger braucht es nicht, dann ist das Nikotin im Körper komplett abgebaut.

Das kann doch gar nicht sein, dachte ich erst. Wieso habe ich dann Entzugserscheinungen, wenn ich länger nicht geraucht habe? Ich war gereizt, hatte Kopfschmerzen, Schweißausbrüche, manchmal wurde ich super aggressiv. Halten Sie sich fest: Mein Verlangen nach einer Kippe war gar nicht körperlich, es war nur in meinem Kopf. Nikotinsucht setzt sich nämlich aus 5 % körperlicher und 95 % psychischer Abhängigkeit zusammen. Um die 95 % psychische Abhängigkeit geht es also, die uns davon abhalten zu Nichtrauchern zu werden. Die nehmen wir jetzt mal schön auseinander. Und die lächerlichen 5 % körperliche Abhängigkeit, die kriegen wir locker in den

Griff. Dazu kommen wir später noch. Halten wir also noch einmal fest:

48 Stunden nicht geraucht und Sie haben kein Nikotin mehr im Körper. Ganz ohne Schmerzen. Einfach so. Und was ist mit den Entzugserscheinungen? Psychisch oder physisch, sie sind doch trotzdem da – ich höre Sie denken. Haben Sie schon einmal mehrere Stunden nicht geraucht? Ich meine nicht die Situationen, wo Sie einfach nicht rauchen konnten, wie im Flugzeug oder in einer stundenlangen Sitzung unter Nichtrauchern. Ich meine die Situationen, in denen Sie so sehr abgelenkt waren, dass Sie gar nicht ans Rauchen gedacht haben. In denen Sie getüftelt, gebastelt, gestrickt, gebacken, geschrieben haben ... was auch immer es war, Sie haben jedenfalls viele Stunden nicht geraucht. Denken Sie einmal darüber nach.

In welcher Situation haben Sie viele Stunden nicht geraucht. Ohne, dass es Ihnen schwer fiel?

....

Kommen Sie mir nicht mit „Ich kenne solche Situationen nicht.“ Das glaube ich Ihnen nicht. Ich habe mich mit so vielen Menschen unterhalten. Sie alle kamen früher oder später auf eine solche Situation, sogar Kettenraucher waren darunter.

„Ach, du liebe Güte, ich habe seit Stunden nicht mehr geraucht!“, schießt es einem dann durch den Kopf. Haben Sie das schon mal erlebt? Hatten Sie schreckliche Schmerzen dabei? Oder wenn Sie schlafen, viele Stunden lang, wachen Sie danach auf und schreien, weil der körperliche Entzug vom Nikotin so furchtbar ist? Natürlich nicht.

Verstehen Sie, worauf ich hinaus will? Nicht Ihr Körper macht Ihnen einen Strich durch die Rechnung, wenn Sie mit dem Rauchen aufhören. Es ist Ihr Kopf. Ihre Psyche rebelliert, wenn Sie „ich darf nicht mehr rauchen“ sagen oder denken. Das ist wie mit den Diäten, die funktionieren auch nicht, wenn Sie „Pommes sind verboten“ denken. Dass Sie daraufhin in den nächsten Tagen Frittiertes essen werden, ist so sicher wie das Amen in der Kirche.

Was ist es also, wenn nicht der Körper, der zu mentalem Druck, zu Nervosität, Herzklopfen, Müdigkeit, Kopfschmerzen und Schweißausbrüchen führt, sobald der Raucher längere Zeit nicht mehr raucht? Ganz einfach: Sie haben Angst. Mehr noch, die Angst grenzt schon an Panik.

Wir alle sind unterschiedlich. Genau hierin liegt begründet, warum der Eine leichter aufhören kann mit dem Rauchen als der Andere. Der Eine lässt sich von seiner Angst ins Bockshorn jagen und glaubt, die Entzugserscheinungen nicht ertragen zu können, der Andere nimmt es leicht und hört einfach auf.

Begreifen Sie es jetzt? Hilfsmittel wie Nikotinpflaster, E-Zigaretten und Nikotinkaugummis können Ihnen gar nicht helfen, denn Sie ändern Ihre innere Einstellung nicht.

Falls bisher nicht angekommen sein sollte, wie sehr ich mich gegen diese Ersatzmittel ausspreche, dann wiederhole ich es gern noch einmal in aller Deutlichkeit: Lassen Sie die Finger davon. Nikotinersatztherapien sind doch letztlich nur der

Versuch, von der einen Baustelle abzulenken, und dabei macht die Tabakindustrie ganz nebenbei eine zweite auf.

Wollen Sie das eine Laster durch ein anderes austauschen oder beide befriedigen? Es kommt nicht selten vor, dass Nikotinpflasteranwender weiter rauchen. Sie setzen sich damit einer Nikotinvergiftung aus, die tödlich enden kann. Warum rauchen Menschen, die Nikotinersatzprodukte wie Kaugummis und Pflaster in Anspruch nehmen? Sie haben doch die Nikotindosis erhalten, warum also rauchen sie trotzdem?

Erkennen Sie die Krux an der Sache? Nikotin selbst ist nicht genug. Lassen Sie es weg, haben Sie keine körperlichen Schmerzen. Aber Ihnen fehlt etwas. Vielleicht spüren Sie den Verlust körperlich so sehr, dass Ihnen der Schweiß ausbricht oder Ihr Herz galoppiert. Fallen Sie nicht darauf rein! Sie wissen ja jetzt, dass nicht der Nikotinentzug dafür verantwortlich ist. Es ist Ihre Angst, die sich meldet. Angst davor, dass es schwer werden könnte, krankmachenden giftigen Zigaretten zu entsagen.

Wen wundert's? Alle Welt glaubt, es sei so unglaublich schwierig, mit dem Rauchen aufzuhören. „Es ist verdammt hart", hört man von Rauchern. „Ich hab's unzählige Male versucht." Ich erinnere mich daran, das gehört zu haben, als ich noch Raucherin war. Es war eine lange Partynacht gewesen, nur noch eine Handvoll Gäste waren in meiner Küche und wir philosophierten über das Leben, wie unendlich wir es empfanden und gleichzeitig doch zu kurz. Weiß der Himmel, warum wir aufs Rauchen kamen. Jedenfalls faselte Marius, wie schwer es doch sei. Ich nippte an meinem Wein und angelte nach einer Zigarette. Der Griff zur Schachtel katapultierte mich von jetzt auf gleich in die harte Realität: „Auweia. Da ist nur noch eine drin!"

Ein hektischer Blick in die anderen Schachteln ergab das, was wir alle nicht wahrhaben wollten. Nur noch eine Zigarette, mindestens zehn Raucher. Die Party wäre binnen einer Zigarettenlänge zu Ende, wenn ich jetzt nicht handelte. Was ein Glück, dass auf der anderen Straßenseite ein Automat hing. Ich suchte eilig ein paar Münzen zusammen und flitzte in die Kälte, um für Nachschub zu sorgen. Kennen Sie das? Kennen Sie diese Nervosität, wenn Sie nur noch eine Zigarette haben? Das Gefühl, dringend für Reserven sorgen zu müssen? Während Sie Ihre letzte Zigarette rauchen, haben Sie dabei körperliche Schmerzen? Das darf ja eigentlich nicht sein. Manche Menschen empfinden aber so etwas wie Schmerz, wenn sie die letzte Zigarette aus der Schachtel nehmen und sie rauchen. Wie kann das sein? Wir haben doch gelernt, dass Nikotin nicht für Schmerzen verantwortlich zu machen ist. Was ist es dann? Sehen Sie genau hin! Erkennen Sie sie? Es ist die Angst. Ihre Angst vor dem Entzug. Ihre Angst davor, dass Ihr Leben nicht mehr voller Genuss ist, wenn Sie nicht mehr rauchen.

Noch so eine Folge der Werbung. Wir bilden uns ein zu genießen. „Ich esse schon keine Kohlehydrate mehr“, jammerte eine Freundin, „jetzt wollen sie mir auch noch das Rauchen verbieten. Wenn ich das nicht mehr habe, was bleibt denn dann noch?“ Sie, die Zeit ihres Lebens mit Gewichtsproblemen kämpft und vermutlich aus diesem Grund vor vielen Jahren mit dem Rauchen begonnen hat, steckte sich eine Zigarette an, inhalierte tief und hustete. „Ein Laster muss der Mensch haben“, behauptete sie und zuckte mit den Achseln.

Ich spreche hier von einer intelligenten Frau in den besten Jahren. Sie hat einen Mann, der sie auf Händen trägt und als Nichtraucher ihr „Laster“ erträgt, sie hat zwei gesunde Kinder, die in der Schule scheinbar mühelos lauter Einsen schreiben und auch ansonsten ganz goldig sind. Sie hat Hobbys und eine intakte Familie, gesunde Eltern, einen netten Job – und sie könnte, wenn sie nicht dauernd quarzend im blauen Dunst hocken würde, locker flockig Radtouren mit ihrer Familie machen oder etwas mit ihren Freunden unternehmen. Genau diese Frau fragt mich, was denn dann noch bleibt, wenn sie keine Zigaretten mehr raucht. Ganz schön vernebelt. Aber so denken

Raucher, weil sie es jahrelang eingetrichtert bekommen haben. Und was tut unsere Regierung eigentlich, um das Rauchproblem in Luft aufzulösen? Sie erlassen ein Nichtraucherschutzgesetz. Guter Ansatz, allerdings mit einem Haken. Wie verhalten sich Raucher, wenn man ihnen etwas verbietet? Na, wissen Sie es? Sie reagieren trotzig.

Man sollte nun meinen, dass so eine Gesetzesvorlage erst zustande kommt, wenn man sich mit Fachleuten über die Thematik unterhalten hat. Ich gehe davon aus, dass genau dies geschehen ist. Und ich habe sehr wohl im Hinterkopf, dass unsere Regierung kräftig an der Tabaksteuer mitverdient. Aber ich will mich hier nicht in Spekulationen verlieren. Sehr viel lieber wiederhole ich noch einmal:

Sie sind nicht nikotinsüchtig.

Sie werden keine Schmerzen erleiden, wenn Sie mit dem Rauchen aufhören. 95 % Ihrer Entzugserscheinungen sind rein psychischer Natur, und hier gucken wir ganz genau hin. Wenn wir es schaffen, diesen Teil zu beherrschen, sind die restlichen 5 % ganz locker flockig umzupusten. Schaffen wir es nicht, Ihre Angst zu beherrschen, wird es sich nicht anfühlen wie 5% körperlich und 95 % psychisch, sondern wie 100 % körperlich.

Das klingt alles sehr theoretisch, deshalb gebe ich Ihnen ein Beispiel. Als Kind hatte ich über meinem Bett ein Bücherregal, darunter hatte ich einmal ein Poster mit Heftzwecken befestigt, das ich aber dann doch nicht mehr wollte. Was blieb, waren kleine Löcher in der Wand. Irgendwann habe ich versucht, das Loch mit Zahnpasta zu füllen. Keine schlechte Idee bei einer weißen Raufasertapete. Leider war die Zahnpasta dunkelbau. Meine Mutter war nicht sehr begeistert, als sie den Fleck an der Wand entdeckte. Eines Tages erwachte ich im Morgendämmern und blickte auf die Wand. Da war ein großer schwarzer Käfer. Vielleicht auch eine Riesenhornisse. Ich kniff die Augen zusammen und starrte auf den Fleck. Nein, das war eine Vogelspinne. Ganz sicher. Sie bewegte sich. Sie krabbelte in Richtung Bett. Grauenvoll. Ich konnte die dichten Haare auf ihren Beinen sehen, ich konnte das Tappen ihrer Füße hören. Gebannt verfolgte ich, wie sie mir näher kam.

Mein Atem ging stoßweise, ich traute mich kaum zu rühren. Während ich das widerliche Monster nicht eine Sekunde lang aus den Augen ließ, tastete meine linke, mittlerweile schweißnasse Hand hektisch nach dem Knopf meiner Nachtischlampe. Endlich fand ich den Schalter, drückte, und ... es ward Licht.

Was glauben Sie, war da wirklich eine Vogelspinne in meinem Kinderzimmer irgendwo in Deutschland? Natürlich nicht. Der Fleck war ein Fleck, war ein Fleck. Nicht mehr und nicht weniger. Das war das erste Mal, dass ich bewusst erlebt habe, wie ich nur mit meiner Fantasie meinen Körper beeinflussen kann.

Mein Kopf hatte mir etwas vorgegaukelt, und mein Körper hatte reagiert. Mit Schweißausbrüchen, Herzrasen – genau die Symptome großer Angst. Raucher, die Angst davor haben, aufzuhören und es trotzdem wagen, erleiden genau diese Symptome. Nicht, weil sie kein Nikotin mehr bekommen. Nur, weil sie Angst haben. Es tut mir leid, wenn ich mich wiederhole. Aber es ist ungemein wichtig, dass Sie das verinnerlichen.

Genauso verhält es sich mit der vermeintlichen Entspannung. Sind Sie auch der irrigen Ansicht, Rauchen entspanne? Vielleicht sind Sie aus dem Alter heraus, in dem Sie sich noch an die Werbung mit dem HB-Männchen erinnern, das dauernd in die Luft ging und nur mit Zigaretten der gleichnamigen Marke wieder runterkam, aber dennoch, auch in der späteren Zigarettenwerbung hat man uns vorgegaukelt, Rauchen entspanne, ja, nur echte Genussmenschen rauchten und konnten mit Kippen so richtig relaxen. Alles Unsinn.

Fakt ist, für einen winzigen Moment werden Glückshormone aktiviert, wenn Sie rauchen. Aber nur, weil Sie vorher auf Entzug waren. Ihr Körper und Ihr Bewusstsein waren zuvor der Ansicht, Sie bräuchten mal wieder eine Zigarette. Bekommen Sie sie, belohnt Sie die Zigarette mit einem kurzen Augenblick Wohlfühlen. Sobald Sie die Zigarette ausdrücken, beginnt die Entzugsphase von vorn. Sie werden schon bald wieder diese Leere empfinden, dieses Unwohlsein, die Angst davor, nicht gleich wieder rauchen zu können.

Ich habe Kollegen, die kommen nicht zur Weihnachtsparty, zur einzigen Party mit allen gemeinsam, ein einziges Mal im Jahr – und warum bleiben sie dieser Veranstaltung fern? „Weil man da nicht rauchen kann. Ich stelle mich doch nicht bei Minustemperaturen in die Kälte und rauche draußen. Sehe ich nicht ein!“ So groß ist ihre Angst. Sie glauben, Zigaretten zu brauchen. „Weil ich sonst nervös werde. So bin ich halt.“ Fataler Trugschluss. Sie glauben, Zigaretten zu brauchen, um die Nervosität in den Griff zu bekommen. In Wahrheit werden sie nervös, weil sie keine Zigaretten rauchen können. Würden sie sich davon frei machen, hätten sie überhaupt kein Problem, weder mit Nervosität, noch damit, sich entscheiden zu müssen, zwischen Zigaretten und einer Party.

Können Sie sich an Ihre allererste Zigarette erinnern? War die wohlschmeckend? Konnten Sie sie genießen? Waren Sie vorher ein unglücklicher Mensch, nervös, und dauerhaft gestresst? Ich wette, Sie konnten keine der Fragen lächelnd bestätigen! Das erste Mal, als Sie mehr als 4800 Chemikalien aufgenommen haben, als Sie den Zigarettenrauch inhaliert haben, hat Sie bestimmt nicht tief seufzen lassen.

Im Gegenteil, es war vermutlich eher so, dass Sie husten mussten und sich gefragt haben, was die Leute daran finden. Ekelhaft, einfach widerlich, befand ich damals. Warum rauchte ich dann weiter? Ich weiß nicht, wie es bei Ihnen war. Ich beschloss jedenfalls, es noch einmal zu probieren und wieder und wieder. Weil alle Welt um mich herum so zufrieden wirkte, wenn sie rauchte. Da musste doch schließlich was dran sein. Abgesehen davon wollte ich cool wirken, das habe ich Ihnen ja schon verraten.

Aber was genau passierte denn eigentlich, als Sie und ich die erste Zigarette rauchten? Wir hatten eine körperliche Reaktion, die ungefähr eine halbe Minute lang gedauert hat. Unwohlsein, Schwindel, Husten, wissenschaftlich belegte Dauer maximal 30 Sekunden. Ich dachte mir, ich versuche es noch einmal. Irgendwann also die zweite Zigarette ausprobiert. Wieder gehustet, aber diesmal war es nicht so schlimm. Bei der dritten oder vierten Zigarette habe ich dann nicht mehr gehustet.

Was war passiert? Mein Körper hatte eine Schutzfunktion mobilisiert. Offenbar hatte er sich damit abgefunden, dass ich nun mal beschlossen hatte, in kurzen Abständen Giftstoffe in mich aufzunehmen, mit denen er fertig zu werden hatte. Haben Sie schon einmal etwas von Flimmerhärchen gehört? Ungefähr 20 000 Mal atmen wir täglich ein und aus. Staubpartikel, reizende Schadstoffe, Krankheitserreger wie Bakterien, Viren oder Pilze können in die Atemwege gelangen. Um uns davor zu schützen, ist der gesamte Atembereich mit einer Schleimhaut bedeckt, das ist eine Art Teppich aus Millionen von Zellen und eben jenen Flimmerhärchen. Diese bewegen sich wellenartig in Richtung Rachen und schlagen rund um die Uhr etwa 1000 Mal in der Minute.

Atmen wir Staub oder andere Partikel ein, bleibt dieser auf der feuchten Schleimhaut, bis die rhythmisch schlagenden Flimmerhärchen sie wie auf einem Förderband zum Rachen abtransportiert werden. Dort wird der Schleim entweder abgehustet oder unwillkürlich runtergeschluckt. Wenn die Flimmerhärchen in ihrer Funktion gestört oder zerstört sind, und das tritt früher oder später bei Rauchern ein, liegen sie platt auf dem Boden der Schleimhaut und können nicht mehr arbeiten. Bei Rauchern entsteht dann ein bronchialer Husten, der wie ein Ersatzmotor anspringt, um die reinigende Wirkung zu erzielen, die die Flimmerhärchen nicht mehr besorgen können. Das ist an und für sich positiv, denn immerhin passiert hier noch so etwas wie eine entgiftende Aktion. Aber irgendwann hört auch das auf. Nach und nach macht der Körper schlapp. Er ist müde geworden, ständig krankmachende Stoffe verarbeiten zu müssen.

Die perfekte Täuschung

Wenn die erste Zigarette nicht schmeckte, die zweite uns husten ließ, die dritte oder vierte leidlich geraucht werden konnte, was hat uns dann weiter machen lassen? Ganz einfach. Wir glaubten, ruhiger zu sein, gelassener, cooler, ja, sogar glücklicher zu sein, wenn wir rauchten. Und irgendwann, klammheimlich stellte sich dieses Gefühl von tiefer Entspannung ein, dann nämlich, wenn wir zuvor Schmacht hatten, Gier nach einer Zigarette. Das ließ uns glauben, dringend eine Zigarette zu brauchen. Und das alles nur, weil wir uns täuschen ließen. Weil wir geglaubt haben, glücklicher zu sein, wenn wir rauchen. Erkennen Sie die Illusion?

Sie sind nicht glücklicher oder unglücklicher, wenn Sie rauchen. Es ändert rein gar nichts an Ihrer Situation. Das Einzige, was Sie empfinden, ist eine Art Glücksgefühl, weil Sie Ihrem Körper etwas zugesetzt haben, von dem Sie dachten, es zu brauchen.

Nehmen wir doch einmal diese Unsicherheit, diese Gefühl der Leere auseinander. Wann empfinden wir es? Glauben Sie, nur Raucher kennen es? Haben Sie schon einmal Hunger gehabt? Ganz bestimmt. Konnten Sie sich da noch gut konzentrieren? Oder war Ihr Bewusstsein nur noch auf Essen fokussiert? Und als Sie dann endlich etwas zu essen hatten, wie fühlten Sie sich da? Gut? Wieder entspannt? Dieses Gefühl der Anspannung und Entspannung können Sie auf viele Bereiche des Lebens übertragen. Wenn Sie lange Zeit keinen Sex hatten, werden Sie viel entspannter sein, wenn Sie es dann endlich doch „getan“ haben.

Gehören Sie zu den Menschen, die schon morgens rauchen? Ich konnte das nie wirklich gut. Aber ich weiß von vielen meiner Gesprächspartner, dass Sie bereits nach dem Aufwachen nach der ersten Zigarette des Tages greifen. Manche brauchen einen Kaffee dazu, manche verziehen sich nach dem Frühstück auf den Balkon, manche wollen die Zigarette, um „in den Tag zu starten“.

Nehmen wir mal an, Sie gehören auch dazu. Nun stellen Sie sich bitte vor, Sie wachen auf, draußen beginnt ein herrlicher Tag, die Sonne scheint, die Vögel zwitschern, Sie greifen zur Schachtel, doch, oh je, es ist keine Zigarette mehr drin. Ihr Partner oder Ihre Freundin hat die Letzte am Abend geraucht. Ohne für Nachschub zu sorgen. Was passiert? Sie kriegen keine Zigarette. Können also nicht „ordentlich in den Tag starten“. Es gibt auch keinen Automaten in Ihrer näheren Umgebung, die Tanke ist weit weg, es ist also ein bisschen beschwerlich, eine neue Schachtel Zigaretten zu besorgen.

Gehe ich recht in der Annahme, dass Sie ein bisschen schneller duschen, ein bisschen rascher in die Kleidung springen, um auf dem Weg zur Arbeit noch schnell am Kiosk vorbei zu fahren? Werden Sie knurrig, weil es Ihnen nicht schnell genug geht? Was denn, mit dem Hund müssen Sie auch noch raus, und das alles ohne das geliebte Kippchen? Schlecht, ganz schlecht, nicht wahr? Stellen wir uns vor, Sie haben Ihr morgendliches Programm in Rekordzeit hinter sich gebracht, streifen die Jacke über, suchen den Autoschlüssel und greifen in die Jackentasche und fühlen plötzlich … was ist das? Eine volle Schachtel Zigaretten in Ihrer Tasche.

Die hatten Sie ja ganz vergessen! Sie hatten sie gekauft, eingesteckt und ... vergessen.

Juckuhu. Sie haben eine volle Schachtel Zigaretten da. Wie fühlen Sie sich jetzt? Erleichtert! Der Stress hat ein Ende. Sie atmen tief aus, ziehen die Jacke wieder aus, machen sich erst mal einen Kaffee, denn trocken rauchen schmeckt Ihnen nicht so gut. Herrlich. Jetzt ist die Welt wieder in Ordnung. Können Sie mir bis hierhin folgen? Sie fühlen sich erleichtert, nicht wahr? Fakt ist aber, Sie haben die Zigarette noch gar nicht angezündet und fühlen sich entspannt. Fast schon glücklich. Verstehen Sie, worauf ich hinaus will? Sie müssen nicht rauchen, um sich so zu fühlen. Der Stress ist hausgemacht. Er ist auf Ihrem Mist gewachsen. Sie allein haben ihn produziert, Sie allein können ihn genauso gut abstellen. Und es kommt sogar noch besser: Sie allein haben es in der Hand. Sie können sich diese Anspannung generell ersparen. Den Stress brauchen Sie nicht!

Halten wir noch einmal fest: Der Grund, warum Menschen rauchen, ist, weil sie sich entspannt und glücklich fühlen möchten. Ein Gemütszustand, den sie ohnehin schon vor ihrer Raucherkarriere hatten und jederzeit wieder erreichen können. Einzig Ihre Angst hält Sie davon ab, mit dem Rauchen aufzuhören. Aber was kann denn schon groß passieren?

So wie die Vogelspinne meiner Kindheitstage zusammen geschrumpft ist auf einen harmlosen Fleck an der Wand, so können auch Sie Ihre Angst auf eine kleine Papiertüte zusammenschrumpfen, die Sie nur zum Amüsement aufpusten und platzen lassen können. Sie brauchen sie nicht mehr. Weg damit!

Es tut mir leid, wenn ich nicht umhin kann, Ihnen von Tierversuchen zu berichten. Bis heute werden sie gemacht, um die Folgen von Zigarettenkonsum an Tieren zu testen. Der Tabakkonzern Philip Morris International gibt zu Tierversuchen auf seiner Internetseite ein Statement ab. Als Begründung führt der Konzern unter anderem an, ein besseres Verständnis der Krankheiten könne ihm bei der Beurteilung helfen, „*ob die neuen Produkte, die wir entwickeln, ein geringeres Risiko für Raucher-*

krankheiten mit sich bringen als Zigaretten."
(www.pmi.com/deu/research_and_development/pages/animal_testing.aspx)

Sehr abschreckend sind die Bilder solcher Tierversuche, die im Internet auf Knopfdruck verfügbar sind. Wenn Sie niedliche Beagles sehen, die dank einer Kopfmaske gezwungen sind, Zigarettenrauch zu inhalieren, dann denken Sie an alles, nur nicht an Genuss. Vielleicht sind einige solcher Tierversuche für die Tabakindustrie hilfreich. Einem Bericht im Fokus* zufolge haben im Sommer 2013 US-Forscher den tieferen Zusammenhang zwischen Alkohol und Zigaretten belegt, weil ihre nikotinabhängigen Ratten offenbar dazu tendierten, Alkohol zu konsumieren. Aber ich bitte Sie, das wussten Sie und ich doch auch schon vor diesem Tierversuch, oder? Rauchen macht Lust auf die nächste Droge, den Alkohol. Fatal, denn gerade diese Kombination ist besonders gefährlich.

*www.focus.de/gesundheit/gesundleben/nichtrauchen/nikotin-ratten-lieben-alkohol-us-forscher-zeigen-rauchen-steigert-alkohol-durst_aid_1047724.html

Damit wir uns dem Finale zuwenden können, hier noch einige Fakten.

- Sie nehmen sich selbst die Luft. Wenn Sie keine Ambitionen haben, eine Raucherlunge zu bekommen oder Lungenkrebs, werden Sie besser Nichtraucher. So werden Sie auch nicht mehr nach Atem ringen, wenn Sie ein paar Treppenstufen mehr nehmen.

- Sogenannte leichte Zigaretten sind in Wahrheit echte Schwergewichte. Acht Mal mehr Schadstoffe nehmen Sie zu sich, wenn Sie „Light"-Zigaretten rauchen. Aus diesem Grund ist es mittlerweile verboten, Zigaretten als „light" oder „mild" zu bezeichnen.

- Die chronische Bronchitis und der ständige Husten gehören der Vergangenheit an, wenn Sie mit dem Rauchen aufhören.

- Krebs, das wissen Sie, steht in direktem Zusammenhang mit Rauchen. Die Liste der Krebserkrankungen, hervorgerufen durch das

Rauchen ist lang. Alle Organe, die mit dem Rauch in Verbindung kommen, sind stark krebsgefährdet: Mundhöhle, Zunge, Rachen, Kehlkopf, Speiseröhre, Luftröhre, Bronchien und besonders auch die Lunge. Aber auch Brustkrebs wird verursacht durch das Rauchen, Bauchspeicheldrüsenkrebs, Nierenkrebs, Gebärmutterhalskrebs, Blasenkrebs, um nur einige weitere Folgen zu nennen.

- Ihr Herz, der Motor Ihres Lebens, bekommt arg viel zu tun durch das Rauchen. Herzkranzgefäße sterben ab, Ihr Herz kann nicht mehr ordentlich arbeiten. Herzrhythmusstörungen, Schlaganfall, Herzinfarkt – möchten Sie das wirklich?

- Raucher haben mehr Stress. Unbewusst lösen sie ständig ihr Suchtproblem. Was denn, hier darf man nicht rauchen? Wann kann ich das nächste Mal rauchen? Habe ich noch genug Zigaretten?

- Es ist Nikotin, das zur Abhängigkeit führt. Dass Sie immer und immer wieder zur Zigarette greifen lässt. Haben Sie schon einmal eine Fliege beobachtet, die nach draußen fliegen will? Immer und immer wieder fliegt sie gegen die geschlossene Scheibe zum Licht. Selbst, wenn das Fenster gekippt ist und es sehr wohl einen Weg nach außen gibt, fliegt das dumme Ding immer wieder gegen die Scheibe, prallt ab und versucht es erneut. Erst, wenn die Fliege den Spalt des gekippten Fensters entdeckt, den Spalt also, der für sie die Freiheit bedeutet, wird sie hinaus fliegen. Wir wissen, dass die Abhängigkeit vom Nikotin fast ausschließlich psychischer Natur ist. 48 Stunden dauert es, bis kein Nikotin mehr im Körper nachweisbar ist. Wenn Sie es schaffen, vier Tage ohne Zigaretten zu verbringen, ist kein Nikotin mehr in Ihrem Körper. Nichts von der Droge, die abhängig macht.

- Nikotin ist schädlich. Lange Zeit hat man uns glauben gemacht, Nikotin als solches sei harmlos, es mache lediglich abhängig. Nur die mehr als 4000 Zusatzstoffe, die in einer einzigen Zigarette sind, das Kohlenmonoxid und die Teerinhaltsstoffe verursachten Krankheit und Tod. Daraus schlussfolgern Raucher, dass E-Zigaretten, Nikotinpflaster und Nikotinkaugummis gesünder sein müssten. John P. Cooke und andere Wissenschaftler von der Universität Stanford im amerikanischen Bundesstaat Kalifornien haben die Ergebnisse ihrer Forschung in der Fachzeitschrift „Nature Medicine" veröffentlicht. Nikotin fördert Lungenkrebs und das Wachstum von Blutgefäßen und somit die Entstehung von bösartigen Tumoren und Gefäßverkalkung, das ist das Resultat der Studie, die reichlich Zündstoff bietet für die Nikotinersatztherapien wie zuvor genannt – denn alle setzen auf Nikotin als Hauptwirkstoff. Wenn Sie den Bericht von John P. Cooke lesen wollen, finden Sie im Anhang einen Link.

- Das beantwortet hoffentlich auch Ihre Frage, wie ich zu Nikotinersatztherapien und E-Zigaretten stehe. Selbst, wenn Sie die Erkenntnisse von John Cooke und seiner Kollegen von der US-amerikanischen Universität Stanford ignorieren, so treiben Sie den Teufel mit dem Belzebub aus, wenn Sie von Zigaretten auf E-Zigaretten oder andere Nikotinersatzmittel umsteigen.

  Die Abhängigkeit bleibt, denn Sie nehmen weiterhin Nikotin zu sich. Wozu? Wem nützt das außer den Herstellern und Verkäufern, die ordentlich Gewinn damit erzielen? Macht es Sie glücklich? Macht es Sie frei? Macht es Sie gesund? Bitte, ich möchte sichergehen, dass diese Fragen nicht untergehen, daher stelle ich sie erneut:

  Das Konsumieren von Zigaretten, Nikotinpflastern, Nikotinkaugummis oder E-Zigaretten - macht es Sie glücklich? Macht es Sie frei? Macht es Sie gesund?

Verstehen Sie, hier geht es nicht darum, ob Sie oder ich einen Pups quer sitzen haben. Ich stelle hier Fragen zur Lebensqualität. Ein einziges Nein auf eine dieser Fragen hätte schon gereicht, aber wir können ohne den Rest eines Zweifels drei Mal Nein sagen. NEIN. NEIN. NEIN!

- Jährlich versterben in Deutschland ca. 3.300 Menschen an den Folgen des Passivrauchens. Nichtraucher also, die Zigarettenrauch einatmen, den andere ausstoßen. „Tabakrauch in Innenräumen ist keine Belästigung, sondern eine Gesundheitsgefährdung mit Todesfolge", schlussfolgert über das Passivrauchen das Deutsche Krebsforschungszentrum (DKFZ). Mehr darüber finden Sie in einem Bericht der DAK über das Passivrauchen, den Link finden Sie im Anhang.

- Rauchen belohnt nicht. Sie haben etwas Besseres verdient. Wenn Sie rauchen, wird innerhalb weniger Sekunden das Nikotin in der Zigarette freigesetzt. Dieses findet im Gehirn so genannte Andockstellen und fördert die Ausschüttung von Hormonen und Neurotransmittern. Ein Hormon, das Dopamin, hängt mit dem Belohnungszentrum des Gehirns zusammen. Sie haben also das Gefühl, sich soeben zu belohnen. Dieses Gefühl gilt es mit anderen Mitteln zu erzielen, wenn Sie mit dem Rauchen aufhören.

- Rauchen entspannt nicht. Wenn Sie Stress abbauen wollen, gibt es dafür bessere Methoden. Eine davon ist das Laufen. Einen Moment Innehalten. Wann haben Sie zum letzten Mal beobachtet, wie Regentropfen die Fensterscheibe herunter rinnen? Wann haben Sie zum letzten Mal Wolken gedeutet? Spazieren Sie in der Mittagspause durch den Wald, die Fußgängerzone oder am Wasser lang. Wenn Sie in einem Gewerbegebiet arbeiten, dann laufen Sie da entlang und lassen Ihre Gedanken spielen. Träumen Sie vom letzten Urlaub oder dem kommenden. Hauptsache, Sie bewegen sich und bringen sich selbst in eine gute Stimmung.

Sie tun allemal mehr für sich selbst als bisher. Wenn Sie rauchen, gerät abhängig machendes Nikotin in Ihren Blutkreislauf und sorgt für einen schnelleren Herzschlag und erhöhten Blutdruck. Das hat mit Stressabbau rein gar nichts zu tun. Ihre Hauttemperatur sinkt ab, die Magensaftproduktion wird angeheizt und es kommt zur erhöhten Darmtätigkeit. Vermutlich auch so eine Finte der Werbung, dass Raucher glauben, sich zu entspannen, wenn sie rauchen.

In Wahrheit sind rauchende Menschen viel größerem Stress ausgesetzt als Nichtraucher. Sie müssen ständig für Nachschub sorgen, sie müssen rauchen. Sie brauchen also Zigaretten, um sich „normal" und nicht gestresst zu fühlen. Dabei ist die Unruhe und Stress hausgemacht, sie hätten das Problem gar nicht, wenn sie Nichtraucher wären.

- Rauchen fördert Impotenz, es macht auf die Dauer unfruchtbar
- Bei Frauen minimiert Rauchen die Möglichkeit, ein gesundes Baby zu empfangen
- Rauchende Frauen, die die Anti-Baby-Pille nehmen, sind stärker krebsgefährdet durch die Kombination Zigarette & Pille
- Rauchen verursacht Gefäßerkrankungen. Wer möchte schon gern ein Raucherbein?
- Rauchen lässt früher altern. Wenn Sie mit dem Rauchen aufhören, wird sich Ihr Hautbild innerhalb kurzer Zeit merklich verbessern. Ihr Teint wird nicht mehr eher grau, sondern rosig sein.
- Rauchen verursacht Falten. Wenn Sie Anti-Aging-Cremes benutzen, wissen Sie, dass auch diese nur bedingt helfen. Was wirklich effizient wirkt, ist der Verzicht auf Zigaretten.

- Raucher haben gelbe Zähne. Zahnsteinentfernungen beim Zahnarzt dauern nur noch den Bruchteil der bisherigen Zeit, wenn Sie mit dem Rauchen aufhören. Die gelbbraunen Ablagerungen, die sich auf der Rückseite Ihrer Zähne beim Rauchen bilden, kommen nicht mehr zustande, auch dann nicht, wenn Sie gern Tee oder Kaffee trinken. Ihr Zahnbild wird sich merklich verbessern.

- Rauchende Frauen kommen ein bis zwei Jahre eher in die Menopause, weil sich Rauchen auf den Hormonhaushalt auswirkt. Die Wechseljahrsbeschwerden sind stärker und das Risiko für Osteoporose (Verminderung der Knochenmasse) steigt bei Raucherinnen.

- Niemand wird als Raucher geboren. Sie waren vor Ihrer Raucherkarriere glücklich, Sie werden auch als Nichtraucherin wieder glücklich sein. Sie brauchen keine Zigaretten, um glücklich, ausgeglichen und entspannt zu sein.

Sie steigen aus. So bereiten Sie sich vor.

- Zählen Sie zu den Menschen, die gern schreiben? Prima, dann besorgen Sie sich ein Notizbuch. Hier können Sie eine Art Tagebuch führen. Wenn Sie eine Gruppe brauchen, um sich mental zu unterstützen, suchen Sie sich im Netz ein Forum, um aufzuhören oder gründen Sie eine Nichtrauchergruppe, zum Beispiel in einem sozialen Netzwerk wie Facebook oder anderswo.
- Schauen Sie genau hin: Wann rauchen Sie üblicherweise? Morgens beim ersten Kaffee? Nach dem Essen? In der Mittagspause? Nach dem Sex? Halten Sie Ihre Gewohnheiten fest, denn diese müssen wir ändern.
- Wann möchten Sie aufhören? Am Freitag vor dem Wochenende? Am ersten Tag des Jahres? An Ihrem ersten Urlaubstag? Ich habe es einfach sofort umgesetzt, nachdem ich den Entschluss gefasst hatte. Wozu aufschieben,

wenn ich eine Entscheidung getroffen habe? Denken Sie nach, brauchen Sie einen Stichtag? Falls ja, legen Sie ihn fest und sorgen Sie dafür, dass Sie keine Zigaretten mehr im Haus haben.

- Wenn Sie eher der Gruppenzwangtyp sind, suchen Sie sich Mitstreiter. Aber setzen Sie nicht Ihren Liebsten oder Ihre Liebste unter Druck, auch aufzuhören. Sie wissen ja, es ist eine ganz individuelle Entscheidung. Und nur der Wille allein ist es, der Sie zum Nichtraucher werden lässt. Nicht Ihre Vernunft oder die Liebe zum Nächsten. Sie allein entscheiden. Tun Sie es für sich.
- Wenn Sie wollen, kommunizieren Sie, dass Sie aufhören. Seien Sie sich aber im Klaren darüber, dass Sie sich auf diese Weise einem Erfolgsdruck aussetzen. Ich habe das nicht gewollt für mich. Nach dem Motto „nicht reden, einfach machen", habe ich aufgehört. Einfach so. Ohne viel Getöse. Wenn ich ehrlich bin, habe ich mir so auch eine Hintertür offen gelassen. Falls ich es nicht schaffe, dachte ich damals, bin ich

niemandem zur Rechenschaft verpflichtet. Das ist natürlich Unsinn. So oder so, Sie sind keinem eine Erklärung schuldig. Wenn es Ihr Wunsch ist zu rauchen, tun Sie es. Wenn es Ihr Wunsch ist nicht mehr zu rauchen, setzen Sie es einfach um.

- Bitte Sie um Unterstützung, sofern Sie sie brauchen. Wenn es für Sie essentiell ist, keinen Tabak oder Zigaretten in Ihrer Umgebung zu haben, dann bitten Sie Ihre Familie, Freunde und Kollegen darum, Rauchzeug wegzupacken. Damit Sie in den ersten Tagen nicht in Versuch geraten.
- Sollten Sie mit Rauchern unter einem Dach wohnen, dann erklären Sie die Wohnung zur rauchfreien Zone. Als ich mich entschied, nicht mehr zu rauchen, hat mein Mann weiter geraucht. Draußen. Monate später hatten wir einen eisigen Winter. „Komm doch rein“, sagte ich. „Du kannst doch das Fenster aufreißen und hier drinnen rauchen. Das ist viel wärmer“. Selten nahm er das Angebot in Anspruch, aber

wenn, dann hat es mir nichts ausgemacht. Ich habe den Zigarettenrauch nicht mehr als angenehm empfunden, deshalb habe ich ihn kaum wahrgenommen. Wenn ich heute Räume betrete, wo viel geraucht wird, dann stinken sie für mich. Auch Menschen, die gerade noch geraucht haben, stinken für meine Nase. Ich bin höflich und sage es ihnen nicht. Sie können nichts dafür. Sie sind süchtig.

- Versuchen Sie mal wahrzunehmen, was alles in Mitleidenschaft gezogen wurde durch das Rauchen in Räumen. Vorhänge, Decken, Lieblingsstrickjacken – riechen sie nach Rauch? Falls ja, ab in die Waschmaschine damit.
- Es soll Menschen geben, die müssen ihre Hände beschäftigen, weil sie gern Zigaretten in der Hand halten. Besorgen Sie sich einen schönen Stein, Handschmeichler, Murmeln. Wenn Sie gern stricken, dann tun Sie es. Der Winter kommt bestimmt und ein Schal ist schnell gestrickt. Wenn Ihre Wände kahl sind, besorgen Sie sich Acrylfarben, Pinsel und Leinwände im Baumarkt.

- Kaufen Sie ein: Schlangengurken, Äpfel, getrocknete Apfelringe, viel Wasser, zuckerfreie Bonbons, Kräutertee oder Früchtetee, alles, was Sie gern auf einem Rohkostteller sehen möchten: Paprika, Kohlrabi, Tomaten, Möhren, etc.
- Besorgen Sie Duftöle Ihrer Wahl. Lavendelöl beruhigt, Zitrusdüfte regen an. Lassen Sie sich bei der Auswahl beraten.

- Schaffen Sie sich ein Sparschwein an. Hier können Sie jedes Mal einen Fünfer reinstecken, wenn Sie normalerweise Zigaretten gekauft hätten.

Teil 3

30 Praktische Tipps für Sie.

So klappt das Nichtrauchen.

Tipp 1

Der erste Schritt.

Sie sind Ihres eigenen Glückes Schmied. Nicht reden, einfach handeln. Jede Reise beginnt mit dem ersten Schritt. Planen Sie die nächsten drei Tage ohne Zigaretten. Sie wissen ja, Ihre Abhängigkeit ist zu 95 % psychischer Natur, nur fünf Prozent sind körperlich. Sie begegnen dem Entzug mit einer festen inneren Haltung, viel Bewegung, viel frischer Luft. Sie trinken viel, lassen Süßes weg, meiden die Stolperfallen und verlieren Ihre gute Laune. Sie lassen sich vor allem nicht ins Bockshorn jagen! Sie schaffen das. Sie nutzen Ihre gewonnene Zeit. Los geht's!

Tipp 2

Ich bin Nichtraucherin. Punkt.

Sprechen Sie es aus, nur für sich ganz allein. Sagen Sie nicht: „Ich versuche es" oder „Ich werde nicht mehr rauchen." Ab jetzt sind Sie Nichtraucherin. Punkt.

Tipp 3

Die ersten drei Tage sind die wichtigsten.

Wenn Sie bis hierhin geraucht haben, dann ist die Schachtel jetzt hoffentlich leer. Gut so. Sie kaufen sich keine Neue mehr und lassen es einfach. Sie brauchen kein Nikotin, um glücklich zu sein. Sie brauchen nur ein bisschen Geduld für die nächsten drei Tage. Die gilt es nämlich, ohne Kippen über die Runden zu kommen. Zum Ausgleich gestalten Sie die Tage so, wie es Ihnen gefällt. Wenn Sie andere rauchen sehen, denken Sie: „Tja, das ist ihre Entscheidung. Ich rauche nicht mehr." Diskutieren Sie nicht mit sich. Sie haben beschlossen, nicht mehr zu rauchen. Also lassen Sie es. So einfach ist das.

Halten Sie durch! Nach drei Tagen wird es viel, viel leichter.

Tipp 4

Es ist ganz leicht: „Nein, Danke."

Sie haben die Entscheidung getroffen, nicht mehr zu rauchen. Schön. Es ist Ihr freier Wille, es zu lassen. Sie sind niemandem zur Rechenschaft verpflichtet. Und falls es nicht auf Anhieb klappt, dann sind Sie auch nicht wissenden, mitleidigen oder vorwurfsvollen Blicken ausgesetzt. Auch, wenn Sie rückfällig würden, müssten Sie sich nicht rechtfertigen. Wenn Ihnen eine Zigarette angeboten wird, sagen Sie einfach: „Nein, Danke" und gut ist.

Tipp 5

So halten Sie Ihr Gewicht.

Auch hier gilt: Wo ein Wille ist, ist ein Weg. Zigaretten enthalten Zucker. Lassen Sie sie weg, giert Ihr Körper nach Süßigkeiten. Das haben findige Chemiker so angelegt, damit viel Wasser in Ihrem Körper gebunden wird. Besonders Frauen, die in der ersten Woche schon drei Kilos zunehmen können, greifen in ihrer Panik wieder zur Kippe.

Keine Sorge, Sie nehmen nicht zu, wenn Sie das hier beherzen: Sie steigen um auf Salziges. Aber bitte keine Chips, die hierin enthaltenen Appetitanreger brauchen Sie gerade nicht. Sie greifen auf Salzstangen zurück und wasserhaltiges Gemüse, wie z. B. Schlangengurken oder Tomaten. Wunderbar ist, wenn Sie viel trinken und sich mit Obst, Gemüse und leckerem, aber nicht schwerem Essen bei Laune halten. Abends am besten auf Kohlehydrate verzichten, ein Salat oder Fisch tut es auch.

Tipp 6

Seit wann?

Aufmerksame Beobachter werden sich allerdings wundern. „Sag mal, rauchst du nicht mehr?“ oder „Kann es sein, dass ich Sie schon länger nicht mehr rauchen gesehen habe?“ – diese Fragen werden Ihnen früher oder später gestellt werden. Achten Sie mal darauf, was passiert, wenn Sie antworten. „Wie? Du rauchst nicht mehr?“ Atemlose Stille. Und dann: „Seit wann?“

Raucher wie Nichtraucher wollen es gern genauer wissen. Seit wann? Den Raucher interessiert, wie lange Sie schon durchgehalten haben. Antworten Sie nun: „Seit drei Tagen“, ernten Sie nur ein wissendes Nicken. Eins von der Sorte, die Ihnen klar zeigt, was Ihr Gegenüber denkt. Das hältst du doch eh nicht durch.

Der Nichtraucher wird drei Tage als nicht viel bewerten. Wie auch, er zählt ja nicht die Tage, an denen er nicht raucht. Für ihn ist das Thema nicht relevant. Insofern wird er drei Tage als kurze Zeitspanne empfinden und davon ausgehen, dass Sie noch ein bisschen mehr Zeit brauchen, um dauerhaft nicht mehr zu rauchen.

Trumpfen Sie auf mit, sagen wir mal, 30 Tagen, ist die Reaktion auch nicht viel aufbauender. Der Nichtraucher wird vielleicht anerkennend nicken und „weiter so“ murmeln. Oder „Aha“ entgegnen, mit den Achseln zucken und sich einem interessanteren Thema zuwenden. Der Raucher wird angesichts eines ganzen Monats auch nicht in Euphoriestürme ausbrechen. Er wird Sie vermutlich bereichern mit einer kleinen Episode aus dem Leben eines Rückfälligen: „Ja, habe ich auch mal geschafft. Aber dann kam dieser eine Tag, du weißt doch, ich hatte wahnsinnig viel Stress …" sie endet mit: „tja, da bin ich rückfällig geworden. Ich will dich ja nicht entmutigen, aber es ist verdammt schwer, mit dem Rauchen aufzuhören."

Setzen Sie sich dem nicht aus. Wenn Sie gefragt werden, seit wann Sie nicht mehr rauchen, zucken Sie mit den Achseln. Bleiben Sie lässig. Sie wissen es gar nicht mehr so genau. Ist ja auch nicht wichtig. Sofort lässt das Fragen nach, Sie werden auf andere Gedanken gebracht und fühlen sich nicht wie mikroskopiert. Vor allem werden Sie nicht demotiviert oder mit vermeintlich „guten Ratschlägen" bombadiert oder mit Aufhörgeschichten bis an den Rand der Demoralisierung gebracht.

Tipp 7

Raus an die frische Luft.

Jeder Schritt zählt. Bewegung ist gut für uns alle, egal ob rauchend oder nichtrauchend. Wenn Sie ein Wettkampftyp sind und sich mit immer neuen Höchstleistungen übertrumpfen wollen, besorgen Sie sich einen Schrittzähler. Diese kleinen Teile befestigt man am Schuh oder am Hosenbund, aktiviert sie und marschiert los. Zum Schluss sehen Sie, wie viele Schritte Sie gelaufen sind, wie viele Kalorien Sie verbraucht haben und was Ihre Bestleistung in dieser Woche war. Das motiviert ungemein.

Ganz wichtig: Wenn Sie an die Luft gehen, atmen Sie einmal bewusst tief ein und aus. Und dann gleich noch einmal. Und noch mal. Ungefähr so, als rauchten Sie. Atmen Sie die frische Luft ein, spüren Sie intensiv, wie gut sie Ihnen tut. Das wirkt!

Tipp 8

Sport ist nicht Mord. Nikotin hingegen schon.

Waren Sie bisher ein Sportmuffel, dann ändern Sie das. Suchen Sie sich eine Sportart, bei der Sie wirklich Spaß haben. Es muss ja nicht gleich Leichtathletik sein! Vielleicht tut Ihnen Yoga gut? Es ist enorm entspannend und hilft Ihnen, mit der neuen Situation besser zurechtzukommen. Oder vielleicht wollen Sie zu fetzigen Rhythmen Zumba tanzen, Salsa oder Rock'n Roll? Es gibt unzählige Fitness-Studios und Sportvereine, die von BOP (Bauch, Oberschenkel, Po) über Quigong, Judo und andere asiatische Kampfsportarten, Boxen, Tanzkurse und mehr anbieten. Wenn Sie am liebsten gar kein Geld dafür ausgeben würden, überlegen Sie mal, wie viel Sie sparen, weil Sie ja keine Zigaretten mehr kaufen. Abgesehen davon könnten Sie mit Freunden, Kollegen, Gleichgesinnten eine Jogginggruppe ins Leben rufen, die sich regelmäßig zum Sporteln trifft.

Das hilft ungemein, um den inneren Schweinehund zu überlisten. Sport, wenn es der richtige für Sie ist, kann ungemein Spaß machen und im Anschluss ist man nicht nur entspannt, sondern fühlt sich in der eigenen Haut wieder richtig wohl.

Tipp 9

Helfen Sie Ihrer Haut, aufzuatmen.

Achten Sie mal darauf, wie Raucher ab 40 aussehen. Sind sie starke Raucher und das seit Jahren, zeigen sich in diesem Alter erste Spuren, die das Nikotin hinterlässt.

Der Teint ist einen Tick grauer als bei Nichtrauchern. Frauen tendieren zur Fältchenbildung um die Lippen, bei Raucherinnen setzt der Alterungsprozess früher ein. Auch Männer bleiben davon nicht verschont, ihr Gesicht wirkt fahler.

So helfen Sie Ihrem Körper, die Gifte loszuwerden: Sie trinken bitte viel mehr als sonst. Drei Liter am Tag sollten es schon sein. Ihr Körper muss die Gifte ausschwemmen.

Damit Ihre Haut nicht mit Unreinheiten reagiert, greifen Sie zum Peeling. Das befreit die Poren, lässt Ihre Haut atmen und Sie fühlen sich anschließend ganz sicher porentief rein! Peelings gibt es fürs Gesicht und den Körper in jeder guten Drogerie oder im Kosmetikfachgeschäft.

Tipp 10

Aufgeräumt.

„Die meisten Menschen leben in den Ruinen ihrer Gewohnheiten", hat Jean Cocteau einmal gesagt. Sie haben etwas in Ihrem Leben verändert, Sie rauchen nicht mehr. Seither haben Sie viel mehr Zeit. Nutzen Sie sie. Räumen Sie auf. Wie das Äußere, so das Innere. Trennen Sie sich von Staubfängern und nutzlosem Zeug. Aufräumen ist eine gute Beschäftigungstherapie mit einem erlösenden Resultat.

Tipp 11

Zigarettengeld: Erfüllen Sie sich Ihre Wünsche.

Sie geben neuerdings kein Geld mehr für Zigaretten aus. Warum lassen Sie die Moneten nicht ausnahmsweise mal jemandem zukommen, der eine

Belohnung verdient hat? Schaffen Sie sich ein Sparschwein oder eine Dose an. Wie oft in der Woche haben Sie sich früher Zigaretten gekauft? Jeden Tag, jeden zweiten oder jeden dritten? Stecken Sie das Geld in Ihr Sparschwein und köpfen Sie es, wenn genug drin ist. Erfüllen Sie sich einen Wunsch oder gleich mehrere. Sie haben es sich verdient.

Tipp 12

Verzichten Sie gern. Sie wissen ja wofür.

Was gehörte Sie für zum Rauchen? Das Glas Wein, der Kaffee, das Bierchen? Verzichten Sie in der Anfangszeit darauf, wenn Sie glauben, dass das Ihre Willenskraft herabsetzt.

Alkohol ist bekannt für diesen kleinen, aber nicht unerheblichen Nebeneffekt. Es dauert vielleicht einige Wochen, ehe Sie wieder einen Wein trinken können, ohne gleich die Lust auf eine Zigarette zu entwickeln. Aber es lohnt sich. Und es tut der schlanken Linie gut. Wenn Sie auf den Kaffee nicht verzichten wollen, dann trinken Sie ihn! Niemand macht Ihnen Vorschriften, finden Sie für Sich heraus, was gut ist für Sie.

Tipp 13

In der Ruhe liegt die Kraft.

Wissen Sie noch, warum Sie gern geraucht haben? Wenn es anstrengend wurde, gönnten Sie sich eine kleine Auszeit? Die Kinder zerrten an Ihren Nerven, die Arbeit wuchs über den Kopf, der Partner schlecht gelaunt … und Sie griffen zur Zigarette und blendeten alles aus. Zumindest hat es sich so angefühlt. Wir sind eben Kinder der Werbung. Sie geht nicht spurlos an uns vorbei.

Wenn Sie dieses Gefühl der „Mini-Auszeit“ jetzt vermissen, dann nehmen Sie sie doch einfach wieder! Das funktioniert auch ohne Nikotin. Setzen Sie Wasser auf für einen Tee oder zaubern Sie sich einen kühlen Drink mit einem Spritzer Limone und atmen Sie tief durch. Lassen Sie für einen kurzen Moment die Welt weiter Kopf stehen, Sie machen jetzt erst einmal Pause!

Tipp 14

Finden Sie das Schöne!

Treffen Sie Menschen, mit denen Sie sich wunderbar austauschen können. Meiden Sie Energiesauger und alles, was Ihnen Kopfschmerzen bereitet.

Durch die Entzugserscheinungen haben Sie vermutlich hin und wieder Kopfschmerzen. Trinken Sie sie weg. Das ist eine vorübergehende Begleiterscheinung. Umgeben Sie sich bewusst mit Schönem. Das wird Ihr Leben bereichern und Sie auf eine angenehme Weise ablenken, ohne Sie zu beschweren.

Tipp 15

Doch nicht alles Banane!

Sie haben so richtig schlechte Laune? Dann greifen Sie zur Banane. Sie aktiviert die Glückshormone. Im Mixer mit Buttermilch, Joghurt oder Milch wird sie zum Shake, pur schmeckt sie auch!

Tipp 16

Atemfrische.

Ist Ihnen schon aufgefallen, wie Raucher riechen? Prima! Ihre Nase ist sensibilisiert. Sie nehmen wahr, wie Ihre früheren Gleichgesonnen stinken, wenn sie gerade noch geraucht haben. Nichtraucher nehmen so etwas sofort wahr. Raucher nicht, denn sie riechen ja genauso.

Tipp 17

Trick 17: Ihre Apotheke für den Notfall

Eine sehr spezielle Notfallapotheke hat mir einer meiner Interviewpartner präsentiert. Voller Stolz gewährte er mir Einblick in die kleine Kiste, die er mit „Harrys Rescue" beschriftet hatte. An dieser Stelle herzlichen Dank, lieber Harald H. Die „Tropic Gum"-Kondome mit Fruchtgeschmack fielen mir natürlich sofort ins Auge. Für einen Single in den besten Jahren offenbar nicht weiter der Rede wert. „Sex ist eine perfekte Ablenkung", zuckte Harry mit den Achseln. Außerdem entdeckte ich Kaugummis, zuckerfreie

Lakritzbonbons und eine Papiertüte vom Bäcker. Als ich ihn fragte, wofür er letztere brauche, grinste Harry breit. „Die puste ich auf und lasse sie knallen. Das befreit ungemein und erinnert mich an meine Kindheit.“

Tipp 18

Zum Schreien!

Ihnen ist zum Schreien zumute? Tun Sie es doch einfach. Es gibt Leute, die stellen sich vor eine Wand und brüllen sie an. Wenn Ihnen das zu dumm ist, versuchen Sie es mal im Auto, wo Sie keiner hört. Oder ins Sofakissen. Probieren Sie es aus! Es wirkt ungemein befreiend.

Tipp 19

Pasta zum Glück

Nudeln machen glücklich. Kochen Sie Vollkornnudeln und zaubern Sie eine Sauce aus frischer Tomate, Basilikum, Knoblauch und Zwiebeln. Sie werden spüren, wie gut Ihnen das einfache Mahl tut.

Tipp 20

„Nur die Eine“. Die brauchen sie nicht.

Nur die eine, das funktioniert nicht. Selbst, wenn Sie nach vielen Jahren wider Erwarten in eine Situation geraten, in der Sie gern „nur die eine“ rauchen würden – lassen Sie es. Diese eine Zigarette wird Ihnen erstens nicht schmecken – deshalb werden Sie zur zweiten und zur dritten greifen müssen, damit sich der gewohnte „Ah, tut das gut“-Effekt einstellt. Und zweitens wird sie Sie früher oder später wieder zum gewünschten Suchtverhalten führen. Ihr Mengengedächtnis wird nämlich wieder aktiviert. Und das hat gespeichert, auch nach 20 Jahren noch, wie viele Zigaretten am Tag Sie früher geraucht haben.

Wie ein Computer wirft Ihr Gehirn diese Information aus. Ich stelle mir das so vor: „Halt! Mit einer einzigen Kippe wird sie nicht glücklich. Sie braucht mindestens 20!“ oder „Alarm! Er hat früher eine ganze Schachtel geraucht. Was soll er da mit einer lächerlichen Zigarette? Los, sorg für Nachschub!“

Tipp 21

Schokolade für die Seele.

Auch, wenn Sie auf Ihre gesunde Ernährung achten und Sport treiben, der Moment wird kommen, wo Sie sich am liebsten mit Schokolade und anderen Kalorienbomben betäuben möchten. Wie kann das sein? Mit dem Griff zur Zigarette wollen wir kompensieren. Den Stress, die Anspannung, die Hektik, die gemütliche Atmosphäre wollen wir noch mehr intensivieren, die frische Waldluft verpesten wir mit einem Glimmstengel, weil wir auch hier die Entspannung noch mehr zelebrieren möchten ... es gibt unzählige Momente, in denen wir glaubten, mit dem Rauchen würde alles noch schöner oder erträglicher. Wenn Sie bis hierhin gelesen haben, wissen Sie, dass das Nonsens ist. Sie rauchen ja nicht mehr. Trotzdem fehlen Ihnen die Momente der Kompensation. Die Augenblicke, in denen Sie zur Kippe gegriffen hätten, fehlen Ihnen.

Schokolade wirkt wie Streicheleinheiten für die Seele. Besonders empfehlenswert ist jene mit hohem

Kakaoanteil, z. B. 70 %. Nachahmenswert finde ich den Tipp einer Interviewpartnerin, die belgische Pralinen geschenkt bekommen hat.

„Am liebsten hätte ich mich gleich durch eine Hand voll durchprobiert", gestand sie lachend. Stattdessen hat sie sie in den Froster gepackt. „Immer, wenn mir nach Schokolade war, habe ich eine Praline aus dem Gefrierschrank genommen. Weil sie ja gefroren war, musste ich sie lutschen. Langsam hat sie sich aufgelöst auf der Zunge, ein köstliches Vergnügen." Eins, das auf diese Weise länger anhält als üblich. Probieren Sie es aus, wenn Sie Schokolade mögen.

Tipp 22

Nutzen Sie Ihre Zeit.

Es mangelt uns nicht an Zeit, wir verschwenden sie mit viel Unnützem. Das glaubte schon der römische Philosoph Seneca, der 65 n. Christus gestorben ist.

Obwohl wir heute umgeben sind von zeitsparenden Erfindungen, so haben wir durch die Bank „keine Zeit".

Stimmen Sie mir zu? Dann habe ich eine gute Nachricht für Sie. Sie haben jetzt wieder mehr Zeit.

Sie brauchen nicht mehr an Rauchpausen teilzunehmen oder sich auf der Party mit den anderen Rauchern zum Kippchen auf den Balkon zu gesellen. Es sei denn, Sie möchten es – so wie ich auf Island mit Moni, bei minus 17 Grad unter dem Heizstrahler. Wann haben Sie zuletzt im Regen getanzt? Wann waren Sie das letzte Mal barfuß auf einer Wiese?

Nutzen Sie Ihre neu gewonnene Zeit. Füllen Sie sie aus. Ein Picknick in der Abendsonne, eine sternenklare Nacht im Autokino, ein Segelflug. Karaoke, schon mal ausprobiert? Plätzchen backen mit Kindern, Sandburgenbauen mit kleinen und großen Menschen. Absolutes Highlight einer Party: der Hullahuppreifen Contest zur Musik der Achtziger.

Tipp 23

Absoluter Nonsens.

Nicht alles, was Sie tun, muss einen erkennbaren Sinn ergeben. Nutzloses oder reiner Nonsens kann unglaublich viel Spaß machen. Darin liegt der eigentliche Sinn verborgen: Sie haben ein Problem und wissen keine Lösung?

Nonsens zerstreut Sie und hilft doch weiter. Mit einem Mosaik aus Büroklammern auf Ihrem Schreibtisch schaffen Sie eine neue Ordnung, Sie verlassen die Denkrillen, ordnen Gedanken neu. Sie finden eine kreative Lösung.

Übrigens, auch ein Mosaik aus Stiften macht Spaß! Es funktioniert auch mit anderen Dingen. Kürzlich entdeckt: Ein unfassbar schönes Kunstwerk aus einfachen Pommes Frites-Gabeln. Vielleicht inspiriert Sie das?

Tipp 24

Die Treppe zur Ruhe.

Sie fahren rasch aus der Haut? Sie sind auf 180? Nur die Ruhe, das legt sich wieder. Atmen Sie tief durch und zählen Sie rückwärts. Stellen Sie sich dabei eine Treppe vor, die Sie, Stufe für Stufe, hinunter schreiten.

Zehn, Sie atmen tief ein und wieder aus.

Neun, tief ein- und ausatmen,

Acht, spüren Sie, wie Sie ruhiger werden. Einatmen, ausatmen,

Sieben …

Wenn Sie unten angekommen sind, werden Sie spüren, wie Sie viel ruhiger geworden sind. Falls nicht, Übung wiederholen!

Tipp 25

Haikus für den Moment.

Fehlt Ihnen die Ruhe? Möchten Sie etwas Schönes lesen, warum greifen Sie nicht zu einem Gedichtband? Oder Sie versuchen sich einmal selbst an einem Haiku. In Japan gilt der Dreizeiler wie der Kuss der Muse.

In nur 17 Silben verbirgt sich eine Welt. Versuchen wir es?

Rauschen des Meeres am Abend,

Tastaturklappern.

Mein Buch für Sie.

Sehen Sie mich, auf einer Insel mitten im Meer, das Laptop vor mir aufgeklappt, diese Zeile schreibend? Haikus haben eine starke Bildkraft. Sie helfen auf dem Weg zur inneren Ruhe.

Tipp 26

Die wahren Abenteuer finden im Kopf statt. Die echten warten da draußen.

Wenn Sie bisher jeden zweiten Tag neue Zigaretten gekauft haben, dann sparen Sie im Monat um die 75 Euro. Wie wäre es mit einer Belohnung? Schlachten Sie Ihr Sparschein und schauen Sie, ob Sie mit dem angesparten Zigarettengeld etwas Schönes anstellen können. Für 19 Euro ist eine Interviewpartnerin von Düsseldorf nach Rom geflogen und hat dort einen schönen Tag verbracht. Sie hat die Stadt bei strahlendem Sonnenschein erkundet, lecker gegessen und getrunken und ist am Abend wieder zurückgeflogen. Allerdings nicht, ohne zuvor eine Münze in den Trevi-Brunnen geworfen zu haben. Rom ist ihr immer eine Reise wert und der Legende nach kehren Besucher zurück, wenn sie eine Münze in den Trevi-Brunnen werfen.

Sie haben gerade weder genug Geld, noch genug Muße fürs Verreisen? Macht nichts. Besorgen Sie sich Reiseführer und Berichte von ungewöhnlichen Orten. Tauchen Sie ein in die Welt der Ama, der Perlentaucherinnen Japans, hocken Sie sich mit Waraos-Indianern ins Einbaum-Boot, begegnen Sie Buckelwalen in Island. Die wahren Abenteuer finden im Kopf statt!

Tipp 27

Es riecht so gut.

Wie finden Sie es, dass Sie nicht mehr dem Geruch kalter Asche ausgesetzt sind? Fehlt es Ihnen, Aschenbecher zu leeren und zu säubern? Bestimmt nicht.

Aroma-Öle haben eine gute Wirkung für das Gemüt. Zitrusölen wird eine aufhellende Stimmung nachgesagt. Wenn Sie einige Tropfen Lavendelöl verwenden für das Duftlämpchen, beruhigt das nicht nur Ihre Nerven, sondern vertreibt zudem Mücken und Fliegen, sofern sie gerade herumschwirren. Es gibt auch Ölkompositionen, die mit Namen wie „Rauchfrei" oder „Energie pur" aufwarten. Bergamotte mag ich ganz gern. Für welche Richtung Sie sich auch entscheiden, ist Ihnen überlassen. Hauptsache, es riecht gut und Sie fühlen sich wohl.

Tipp 28

Toben Sie sich aus.

Innere Unruhe lenken Sie am besten in Power um, die Ihnen gut tut. Meiden Sie Aufzüge und nehmen Sie die Treppen im Schnelldurchlauf. Notfalls rauf und runter, Hauptsache, Sie geraten dabei aus der Puste. Joggen oder sprinten Sie. Hängen Sie einen Boxsack auf oder schlagen Sie Kissen. Ganz gleich, wofür Sie sich entscheiden, sorgen Sie dafür, dass Ihr Ausgleich schweißtreibend ist. Oder halten Sie es wie Harry unter Tipp 17.

Tipp 29

Alles ist gut.

Ist Ihre Stimmung mal nicht so außerordentlich gut, schieben Sie es getrost auf die Entzugserscheinungen. Keine Sorge, es ist nur eine Frage der Zeit, bis Sie nicht mehr an Zigaretten denken. Dann können Leute um Sie herum rauchen und Sie nehmen es nicht einmal mehr wahr. Es ist Ihnen schlichtweg egal.

Wenn Sie mit zusammen gebissenen Zähnen durch den Tag eiern, dann hilft Ihnen vielleicht dieses Mantra:

Alles ist gut.

Sprechen Sie es, laut oder leise. Murmeln Sie vor sich hin. Sie werden sehen, es wirkt Wunder.

Denn es ist, was es ist: Alles ist gut.

Tipp 30

Drei kleine Wunder am Tag.

Spazieren Sie mit offenen Augen durchs Leben. Gönnen Sie es sich, genau hinzusehen. Machen Sie sich die drei kleinen Wunder am Tag zum Ziel. Das kann der wunderschöne Sonnenaufgang am Morgen sein, ein Regenbogen, eine unvorhersehbare Begegnung, das Lächeln eines Unbekannten oder der Schmetterling auf Ihrem Handrücken.

Ihre Erwartung, drei schöne Momente täglich zu erleben, wird Ihnen das Gewünschte auf dem silbernen Tablett servieren.

Mehr noch, Sie werden staunen, wie viel mehr Lebensfreude Sie entwickeln, wenn Sie mit kindlicher Neugier auf Ihre Überraschungen warten.

Wir nähern uns dem Finale!

So, jetzt haben Sie eine Fülle an Informationen, Tipps und Tricks, wie Sie Ihr ganz persönliches Laster loswerden. Wenn wir es schon verharmlosen, sollte doch klar sein: Laster klingt nach einer Kleinigkeit, Nikotinsucht viel gefährlicher, aber auch ziemlich nüchtern. Wie auch immer Sie es nennen, darüber müssten Sie sich jetzt eigentlich keine Gedanken mehr machen, denn das ist ja hoffentlich bald Schnee von gestern für Sie.

Dieses Buch soll Ihnen die Augen öffnen über Nikotinsucht und ihre Auswirkungen. Es hilft Ihnen, Ihrer Sucht ins Auge zu blicken. Es macht es Ihnen leicht, den berühmten Schalter umzulegen.

Aber bitte, machen Sie sich klar, die Verantwortung für Ihr Leben, haben Sie selbst. Ob Sie es mit diesem Buch schaffen, dauerhaft Nichtraucher zu sein, liegt an Ihnen.

Wenn Sie denken, dass es für Sie leichter ist, sich mit anderen zusammen zu tun, dann suchen Sie sich Gleichgesinnte, z.B. im Netz bei einem Nichtraucherforum oder im realen Leben bei einem Nichtraucherseminar. Hören Sie sich um, machen Sie sich schlau. Die Seminare, die Raucher dauerhaft zu Nichtrauchern werden lassen, sind glasklar die besten.

Die meisten Krankenkassen unterstützen ihre Mitglieder bei der Nikotinentwöhnung und übernehmen einen Teil der Gebühren.

Haben Sie es schon mit Meditation probiert oder Hypnose? Auch das kann ein Weg sein, wie ich erfahren durfte.

Von E-Zigaretten, Nikotinpflastern und Nikotin-kaugummis rate ich Ihnen ab. Wie ich von Apothekern und Ärzten erfahren habe, rauchen die meisten Konsumenten trotzdem weiter, und nicht selten führt das zur Nikotinvergiftung. Abgesehen davon führen Sie Ihrem Körper weiterhin Nikotin zu, eine Droge, die abhängig macht.

Bitte verdeutlichen Sie sich: Ihre Abhängigkeit beginnt in Ihrem Kopf!

Sie allein entscheiden. Nichtraucher zu werden und zu bleiben, ist nicht schwer. Sie können das! Ich weiß es.

Sollten Sie schon während der Lektüre dieses Buches dem Rauchen abgeschworen haben und nun schon länger nicht mehr rauchen, wiegen Sie sich bitte nicht in Sicherheit. Selbstverständlich wird es Momente geben, in denen Sie schwach werden.

Bitte machen Sie sich in einem solchen schwachen Moment einfach klar:

Eine Zigarettenlänge dauert ungefähr dreieinhalb Minuten. Wir sprechen also über dreieinhalb Minuten, die vergehen werden. Dreieinhalb Minuten, die Sie vom Nichtraucher wieder zum Raucherleben katapultieren. Diese eine Zigarette wird Ihnen nicht einmal schmecken. Lassen Sie diese Momente kommen und verscheuchen Sie sie, so wie man es mit einer lästigen Fliege tut.

Vielleicht hilft Ihnen der folgende Schwank aus meinem Leben, um sich auf diese Situation vorzubereiten. Glauben Sie mir, eine einzige Zigarette kann Sie von heute auf morgen wieder zur Raucherin machen. So glücklich ich heute bin, Nichtraucherin zu sein – und ich würde kein Buch darüber schreiben und es öffentlich hinausposaunen, wenn ich vorhätte, diesen Zustand zu ändern – so groß ist mein Respekt vor der Suchtgefahr, die von Zigaretten ausgeht.

Aus meinem Tagebuch:

Und morgen bin ich wieder Nichtraucherin.

Na klar hatte ich Momente, in denen ich gern zur Zigarette gegriffen hätte. Zum Beispiel Silvester, wir standen mit Freunden auf der Straße und feierten das neue Jahr. „Kannst du gerade mal halten?", Jens drückte mir sein Sektglas in die Hand, zwischen seinen Lippen steckte eine Zigarette. Er griff in seine Hosentasche und zog ein Feuerzeug hervor. Mit einem Schnippen des Zippos zündete er lässig die Zigarette an, nahm lächelnd sein Glas entgegen und inhalierte tief. Sie merken es vielleicht schon an der Beschreibung, ich habe ihn nicht eine Sekunde dabei aus den Augen gelassen. Nur die eine, dachte ich. Das kann ja wohl nicht so schlimm sein. Und morgen bin ich wieder Nichtraucherin. Jens zog tief an seiner Zigarette, die Glut färbte sich tieforange. "Könnte ich vielleicht auch eine haben?" In Gedanken hatte ich die Frage bereits formuliert, da hatte ich eine

Erscheinung. Eine dicke Frau schoss aus dem Nebel der Raketen.

Bei genauerer Betrachtung erkannte ich meine Nachbarin. Ich hatte sie längere Zeit nicht mehr gesehen. Also doch keine Sinnestäuschung, sie war es wirklich. Sie wünschte ein unpersönliches frohes Neues und stellte sich dazu. Als ich ihre Anwesenheit schon fast vergessen hatte, verkündete sie ungefragt: "Übrigens, ich rauche nicht mehr." Prompt geschah das, was ich Ihnen prophezeit habe: "Seit wann?" Die Frage eines Rauchers ließ nicht lange auf sich warten. Huldvoll verkündete Frau Nonsmoker: "Seit 98 Tagen."

Das war der Moment, als bei mir der Groschen fiel. Wenn sie die Tage zählt, fällt ihr jeder einzelne immer noch schwer, dachte ich. Will ich das für mich denn wirklich? Diese eine Zigarette, die ich Silvester gern geraucht hätte, habe ich mir verkniffen. In nur dreieinhalb Minuten hätte sie nämlich alle meine Vorsätze in Qualm aufgelöst. Heute bin ich froh, dass ich es immer noch bin: Nichtraucherin. Seit wann? Keine Ahnung. Jedenfalls schon länger.

Ob Sie es glauben oder nicht: In diesem Buch steckt mehr Persönliches als in allen meinen anderen Büchern. Ich habe es tatsächlich für Sie geschrieben. Ich hatte keine gesichtslose Leserschaft vor meinem inneren Auge, sondern Menschen, die ernsthaft die Idee haben, mit dem Rauchen aufzuhören. Es würde mich von Herzen freuen, wenn ich Sie dazu ermutigen konnte.

Sie gehen zwar den weiteren Weg ohne mich, aber Sie sind nicht allein.

Deshalb mein Appell an Sie: Lassen Sie mich und andere Leser wissen, wie dieses Buch auf Sie gewirkt hat.

Teilen Sie Ihre Erfahrungen. Sie sind nicht allein.

Eröffnen Sie ein Forum, gründen Sie eine Diskussionsrunde, empfehlen Sie dieses Buch, wenn es Ihnen geholfen hat oder verreißen Sie es, wenn Sie anderer Meinung sind. Alles Liebe und viel Erfolg wünscht Ihnen von Herzen

Martina Ouillon

Danke

Ich danke Jenen, die mich ermutigt haben, dieses Buch zu schreiben. Allen voran meinem wunderbaren Mann, der mich nach einer durchschriebenen Nacht morgens mit Kaffee versorgt und einfach großartig ist. Übrigens, einige Monate später nach meinem Entschluss, nicht mehr zu rauchen, stellte auch er das Rauchen ein, ohne viel Tamtam. Ich brauchte volle drei Tage, um es zu bemerken – so weit entfernt war das Nikotinthema mittlerweile von mir.

Danke auch an Ivonne Winterberg für die Inspiration. Mit ihren vielen Fragen, wie ich es geschafft habe, dauerhaft zur Nichtraucherin zu werden, hat sie einen Stein ins Rollen gebracht.

Danke an Ying Li-Sommer, die immer wieder nachgehakt hat, wann denn endlich mein Buch erscheint.

Danke an Moni Schwager, mit der ich nicht rauchend schon viele Rauchpausen verbracht habe, nicht nur auf Island, auch anderswo. Dankeschön dafür, dass sie als passionierte Raucherin fasziniert zugehört hat, wenn ich ihr die neuesten Erkenntnisse aus Wissenschaft und Forschung zur Nikotinsucht präsentierte.

Danke an meine Familie, ich fühle mich reich und glücklich, euch an meiner Seite zu wissen.

Danke an die Freunde, Kollegen, Leser und Seminarteilnehmer, die sich über all die Jahre für meine Arbeit als Autorin interessieren.

Last, but not least, ein ganz großes Dankeschön an meine Interviewpartnerinnen und Gesprächspartner, die mir bereitwillig Einblick gewährt haben.

Über die Autorin:

Martina Ouillon ist Autorin, freie Journalistin und Inhaberin einer Textagentur. Nach annähernd 30 Jahren hörte sie mit dem Rauchen auf. Heute ist sie Nichtraucherin. Und ziemlich glücklich.

www.der-textladen.de

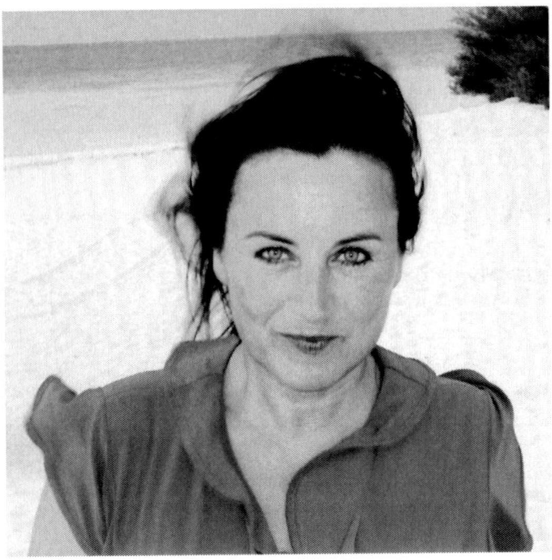

Anhang

Interessante Links für Leser, die es genau wissen wollen. Hier finden Sie noch mehr Informationen:

Über die nur mäßigen Erfolge von Schockbildern auf Zigarettenpackungen informiert der Bericht von N-TV mit dem Titel Raucher auf Entzug haben keine Angst:

http://www.n-tv.de/wissen/Raucher-auf-Entzug-haben-keine-Angst-article3823071.html

Studie der DAK Gesundheit über die Wirkung von Zigarettenwerbung:

http://www.presse.dak.de/ps.nsf/sbl/5EC6149E50B1B8D9C12576D500300A01

Das DAK-Programm zum Rauchstopp für Jugendliche und junge Erwachsene:

https://www.justbesmokefree.de/home/das-programm-zum-rauchstopp

Das Ende für den Marlboro man, Wayne McLaren: Drei Monate vor seinem Tod stellte er bei der Aktionärsversammlung von Philipp Morris den Antrag, Zigarettenwerbung zu verbieten oder zumindest einzuschränken. Sie verführe insbesondere Junge, und er wisse genau worüber er spreche. Wayne McLaren litt zu diesem Zeitpunkt seit fast zwei Jahren an inoperablem Lungenkrebs. Der Vorstand von Philipp Morris erklärte sich auf der Sitzung für das medizinische Problem von McLaren als nicht zuständig. Gegen seinen Antrag stimmte man mit mehr als 93 %. Das war im April 1992. Heute, mehr als 20 Jahre später, ist Zigarettenwerbung im Fernsehen verboten, Wayne McLaren hätte das sicher gefreut. Ich frage mich, was hätte er wohl zu dem gerichtlich verordneten Stopp der Marlboro-Kampagne „Don't be a maybe" gesagt? Einen Auszug aus dem Film „Komm ins Land der Leichen“ finden Sie hier:

http://www.youtube.com/watch?v=AWYWELR12Go

Haben Sie schon einmal etwas **vom Fagerströmtest für Zigarettenabhängigkeit** gehört? Der Erfinder des Tests ist Professor Dr. Fagerström. Er geht davon aus, dass Nikotin wahrscheinlich nicht als einzige Substanz daran beteiligt ist, die für Tabaksucht verantwortlich zu machen ist. Ein Interview mit Professor Fagerström:

http://www.medical-tribune.org/deutsch/Aktuelles/2007/rauchstopp.php

Klasse 2000 – das bundesweit größte Gesundheitsförderungsprogramm in Schulen

www.klasse2000.de

Don't be a maybe. Weil die Marlboro-Kampagne besonders Jugendliche anspricht und ihnen suggerieren soll, dass Zigaretten aus einem Zauderer (Maybe) einen Macher (Be) machen, wurde die Kampagne vom Gericht gestoppt. „Spiegel"-Angaben zufolge hat der Zigarettenkonzern Philip Morris seit Beginn dieser Kampagne 30.000 Heranwachsende neu zum Konsum von Zigaretten verleitet.

Aus diesem Grund hat das Landratsamt München die noch im Oktober 2013 aktuelle bundesweite Marlboro-Werbung untersagt. Die Untersuchungen des Wirtschaftswissenschaftlers Tobias Effertz, der an der Universität Hamburg Kindermarketing und Tabakwerbung erforscht, haben den Ausschlag für das Werbeverbot gegeben.

http://www.t-online.de/wirtschaft/unternehmen/id_65914074/marlboro-werbung-don-t-be-a-maybe-vom-landratsamt-muenchen-verboten.html

Rauchen, Zahlen, Daten, Fakten:

http://www.krebsgesellschaft.de/rauchen_datenzahlenfakten,1050.html

Wenn Sie heute aufhören zu rauchen

http://www.lungenaerzte-im-netz.de/lin/show.php3?id=42&nodeid

Studie / Prof. Brenner (siehe Irrtümer)

http://www.krebsinformationsdienst.de/aktuelles/2012/news66.php

Tierversuche für Zigaretten:

http://www.peta2.de/web/zigaretten.645.html

http://www.pmi.com/deu/research_and_development/pages/animal_testing.aspx

Jahresbericht 2013 der Weltgesundheitsorganisation WHO zum Kampf gegen das Rauchen:

http://apps.who.int/tobacco/global_report/2013/en/

Die DAK über die Folgen von Passivrauchen:

http://www.dak.de/dak/gesundheit/Passivrauchen-1077102.html

Acht Mal mehr Schadstoffe in Light-Zigaretten. Ein Wissenschaftsmagazin darüber, dass Light-Zigaretten Schwergewichte sind:

http://sciencev1.orf.at/science/news/3248

Nikotin ist doch schädlich. John P. Cooke, Division of Cardiovascular Medicine, Stanford University School of Medicine, Stanford, California, USA, in dem Magazin *Nature Medicine* darüber, dass Nikotin Tumorwachstum fördert und gesundheitsschädlich ist. Der Artikel hat Signalwirkung, denn er stellt sämtliche Ersatztherapien mit Nikotin infrage:

http://www.nature.com/nm/journal/v7/n7/abs/nm0701_833.html

http://sciencev1.orf.at/science/news/16531